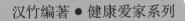

汉竹编著·健康爱家系列

脾不虚

女人不老

吴中朝 / 主编

汉竹图书微博
http://weibo.com/hanzhutushu

读者热线
400-010-8811

江苏凤凰科学技术出版社
全国百佳图书出版单位

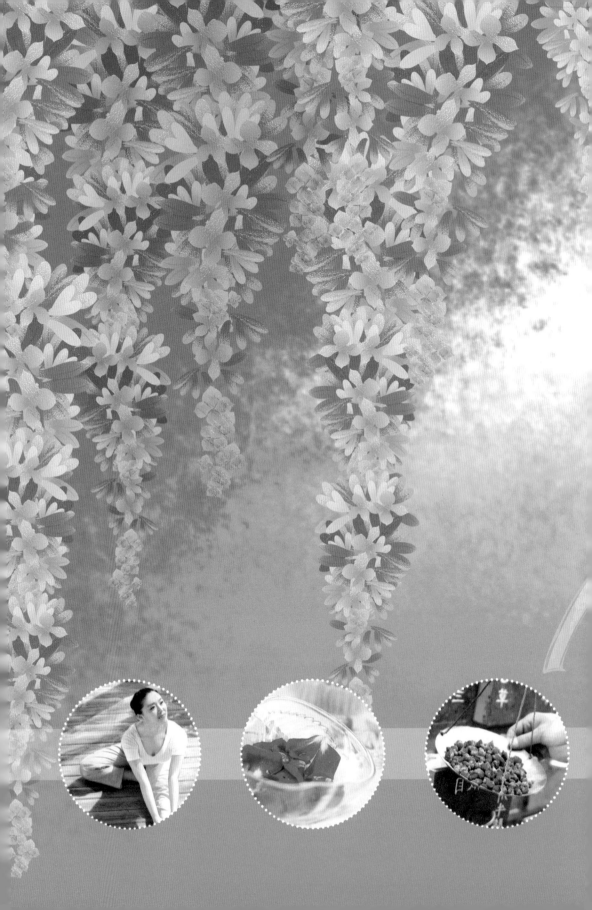

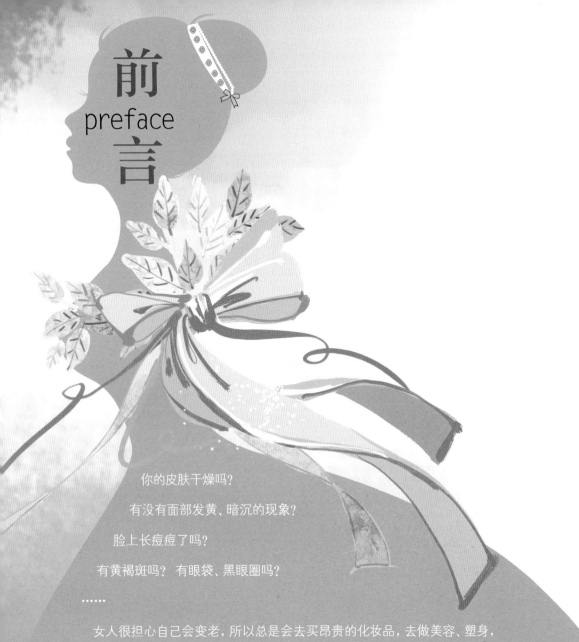

前言
preface

你的皮肤干燥吗？

有没有面部发黄、暗沉的现象？

脸上长痘痘了吗？

有黄褐斑吗？ 有眼袋、黑眼圈吗？

……

女人很担心自己会变老，所以总是会去买昂贵的化妆品，去做美容、塑身，但往往所做的努力都只是昙花一现，稍纵即逝。过了 40 岁的女人，大多情况下，皮肤都会不同程度地失去弹性、失去原有光泽，于是就直接导致女人变成了"黄脸婆"。从而引发一系列的"面子问题"。

名老中医吴中朝说，女性面对脸色发黄、皮肤无弹性、皮肤干燥粗糙、黑眼圈、黄褐斑、皱纹增多等问题，保养皮肤只能治标，补脾才是治疗的根本。

所以，本书精选专治脾虚的补脾食材和中药，并针对症状选穴，对于每种脾虚所致的"面子问题"及女人高发病，都详细标明了功效，你可根据自己脾虚的实际情况选择最适合自己的健脾方法，这样才能使脾好得快，才能保证女性的气色好、气质佳。

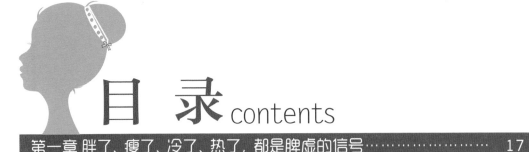

目 录 contents

第五章 中药材补脾，让女人更年轻 ……………………………… 163

第六章 激活经络穴位，可使女人更美 ························· 185

附录：护脾养颜的食谱、药膳 ························· 206

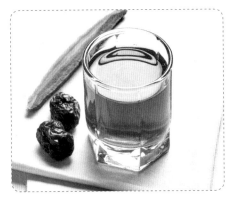

脾胃不好，这些食物要少吃

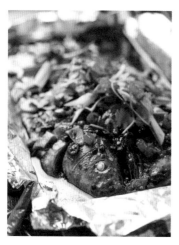

辛辣刺激食品
脾胃的致命杀手

　　如若没有胃病的话，适量吃点辛辣食物能加速血液循环，祛寒除湿。但若是大量进食辛辣食物，会使胃黏膜呈充血、水肿状态，易引发胃炎。若是本身有脾胃疾病，再进食大量辛辣食物，会伤害食管和胃，结果就会让人产生胃灼热的感觉，使胃局部血管扩张、充血，也会对溃疡面产生刺激作用，所以胃炎、胃溃疡患者少吃或尽量不要吃辛辣食物。

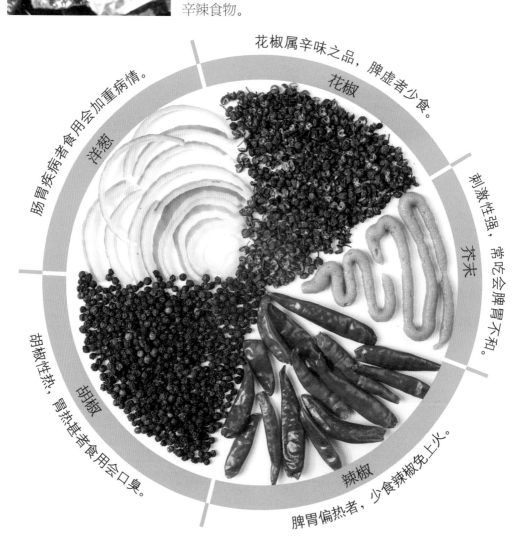

花椒属辛味之品，脾虚者少食。

花椒

肠胃疾病者食用会加重病情。

洋葱

刺激性强，常吃会脾胃不和。

芥末

胡椒性热，胃热甚者食用会口臭。

胡椒

辣椒

脾胃偏热者，少食辣椒免上火。

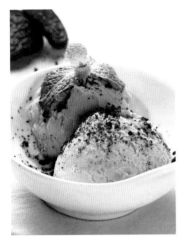

过于生冷、寒凉食物
伤肝更伤脾

寒凉食物，不仅指雪糕、冰激凌、冰镇饮料等温度低的食物，也包括一些性寒的食物，如西瓜、猕猴桃、生梨等。过量进食这些食物会损伤脾胃的阳气，若是本身脾胃就虚寒，那就更容易出现腹泻、腹痛的问题。中年女性脾阳日渐不足，平素应少吃寒凉食物如菠菜、绿豆、苦瓜、丝瓜等。中医上讲"胃喜暖而恶湿寒"，我们应多吃热性食物，保护脾胃健康。

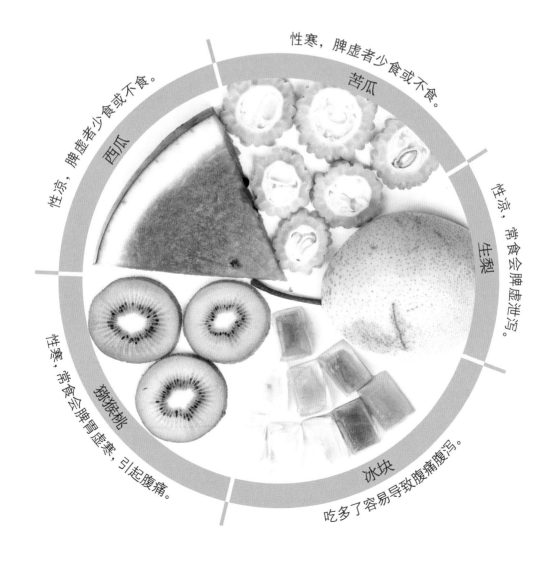

性寒，脾虚者少食或不食。

苦瓜

性凉，脾虚者少食或不食。

西瓜

性凉，常食会脾虚泄泻。

生梨

性寒，常食会脾胃虚寒，引起腹痛。

猕猴桃

冰块

吃多了容易导致腹痛腹泻。

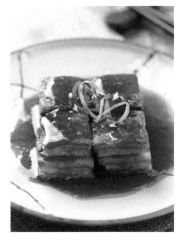

油腻食物
易导致脾虚，造成反胃

　　油炸食物热量高，多吃会使人发胖。因为油脂多很难消化，会加重消化道的负担，多吃会引起消化不良，还会导致血脂增高。患有脾胃疾病，再大量地进食油炸食品，就会导致脾虚，进而出现反胃、腹泻等症。要避免此类病症的发生，除了要少吃油炸食物，日常烹调也要少放油。要进食油炸食物时，可用吸油纸吸一下，以减少油脂的摄入。

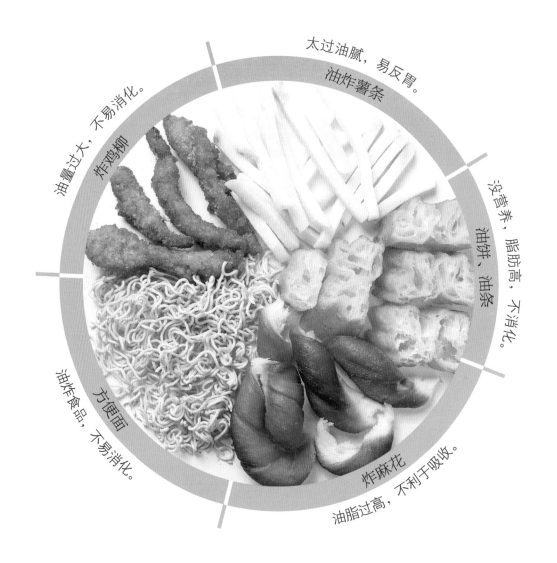

太过油腻，易反胃。

油炸薯条

油量过大，不易消化。

炸鸡柳

没营养，脂肪高，不消化。

油饼、油条

油炸食品，不易消化。

方便面

炸麻花

油脂过高，不利于吸收。

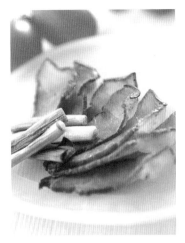

过食腌熏食品
诱发脾胃病

　　咸菜、熏制食品一般都很咸，盐分很高，常食会损伤胃黏膜。而且烟熏食品大多都不新鲜也不卫生，易诱发脾虚导致的腹痛、腹泻，经常食用会诱导细胞活力下降，不利于身体健康。在日常饮食中，要尽可能少吃或不吃腌熏食品，多吃一些健脾补气的蔬菜水果，不仅能为身体补充足够的营养，还能起到养脾胃的作用。

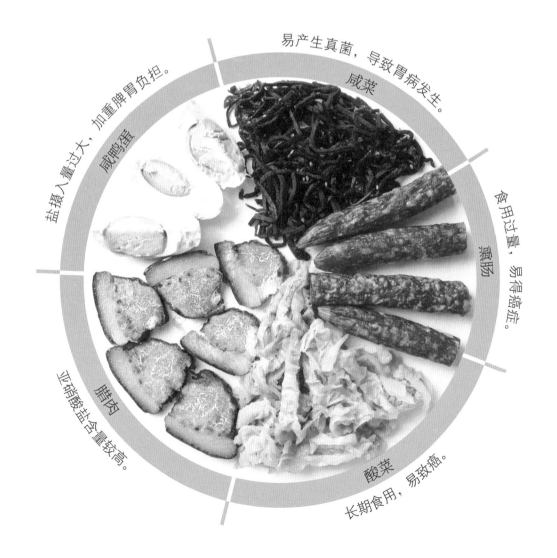

易产生真菌，导致胃病发生。

咸菜

盐摄入量过大，加重脾胃负担。

咸鸭蛋

食用过量，易得癌症。

腊肠

亚硝酸盐含量较高。

腊肉

酸菜

长期食用，易致癌。

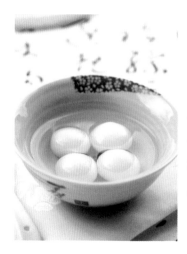

黏腻食物
不利于脾胃的运化

　　每逢佳节，人们常会做一些元宵、汤圆、年糕、驴打滚、切糕之类的甜黏美食，脾胃不好或者是有肠胃病的人不宜食用过多。很多有肠胃病或脾胃不好的人，消化吸收功能较弱，而汤圆、年糕大多黏性比较强，难以被消化，食用之后在胃部停留很长时间，不利于肠胃休息，并且高糖分的环境会刺激胃部黏膜，因此脾胃不好者建议少吃。

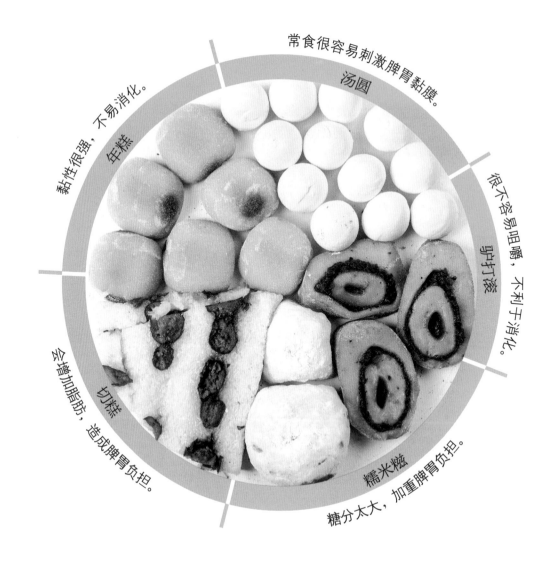

常食很容易刺激脾胃黏膜。

汤圆

不易消化。

黏性很强，

年糕

很不容易咀嚼，不利于消化。

驴打滚

黏性很强，

会增加脂肪，造成脾胃负担。

切糕

糯米糍

糖分太大，加重脾胃负担。

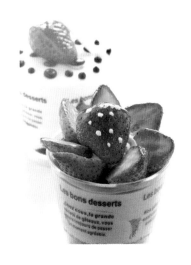

过甜的食物
易引发脾虚，导致腹胀

　　女生是甜食的忠实拥护者，甜食是调节人们心情的一剂良药。殊不知，这些美味的甜食对于脾胃不好的人有害无益。中医认为脾喜欢甘味，适当吃点甘可益脾胃之气，但吃多了则不利于脾胃的运化，尤其是容易胃胀气。有痰湿的人，大量摄入甘味之物会导致胀气加重，也不利于去除痰湿。所以平时痰多、脸色暗黄、舌苔厚腻、饭后易疲倦的人要避免摄取过多甘味食物。

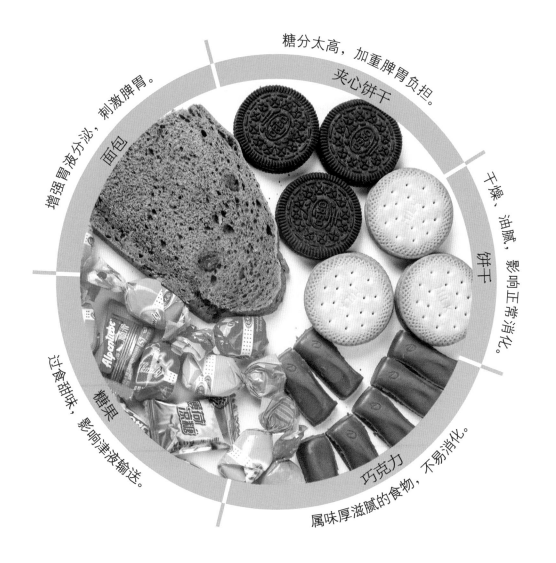

糖分太高，加重脾胃负担。

夹心饼干

增强胃液分泌，刺激脾胃。

面包

干燥、油腻，影响正常消化。

饼干

过食甜味，影响津液输送。

糖果

巧克力

属味厚滋腻的食物，不易消化。

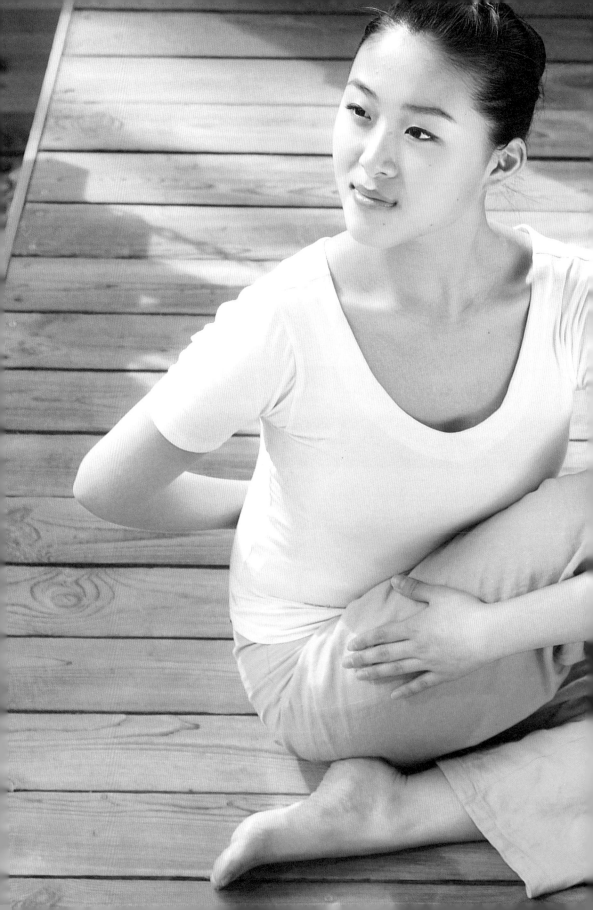

第一章

胖了、瘦了、冷了、热了，
都是脾虚的信号

现代人常处于高强度的工作之中，经常吃一餐忘一餐，饮食不规律，会直接损伤肠胃健康，引发各种肠胃问题。很多人认为自己的身体很好，但往往在突发疾病时，才意识到自己的身体出现了问题。其实，我们的身体会发出很多小信号来提示我们身体出现了问题，只是我们自己没有留心注意。比如无缘故地胖了、瘦了、冷了、热了等，这些都可能是脾虚的信号，当身体出现异样变化的时候，我们应该对脾胃的保养有正确的认识，并做出正确的决断。

脾弱是吃不胖的主因

中医上讲，脾主运化。脾弱，就是脾运化无力了。

• 健康人的体重会在一定范围内浮动，若最近劳动强度加大、运动量大或是工作压力大，身体代谢大于合成，就会吃不胖，这属于正常生理现象，经过一段时间的休息调整就会恢复。

• 有一些食量大还吃不胖的人，容易饿、吃很多，但就是吃不胖。中医上称为"消谷善饥"，这是脾胃火过于旺盛所致。火大消化就快，吃进的食物就像干柴，很快被燃烧殆尽，以致不能在短时间内把营养输送到全身，身体肌肉得不到营养的供给，自然怎么吃都不胖了。

"怎么吃都不胖"脾太弱

一段时间内吃很多，又没有增加运动强度和运动量，但是依然很瘦，且稍微运动一下就会感到四肢无力、疲乏倦怠，就算经过休息调整，也不能改善这种情况，这就属于病理性消瘦了。而此种消瘦，在一定程度上会严重消耗人体的元气，此时，补脾是关键。

六款粥谱养胃补脾气

一般脾胃虚弱的人，都消化不好，我们推荐了六款适合脾虚患者食用的粥谱。粥属于流食，适当喝粥不会加重肠胃的负担。另外，将一些食材互相搭配熬粥，可以满足身体对营养的需求，起到滋补强身的功效，对于身体瘦弱、怎么吃都吃不胖的人非常有益。

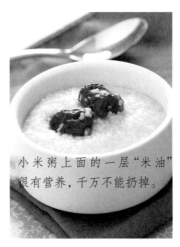

小米粥上面的一层"米油"很有营养，千万不能扔掉。

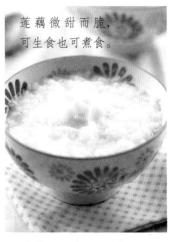

莲藕微甜而脆，可生食也可煮食。

1. 小米红枣粥　200克小米洗净，2枚红枣洗净，切开去核。将小米和红枣一同放入锅中，加水。开大火将水烧开，转小火煮15~20分钟即可。小米红枣粥对脾胃虚弱的人有很好的食疗效果。

2. 莲藕粥　将150克粳米淘洗干净。150克莲藕，洗净，去皮，切丁。将粳米和藕丁一同放入锅中，加适量水。开大火将水烧开，转小火煮30分钟即可。莲藕是养生佳品，能清热、养血益气、健脾开胃、通便止泻，对体弱多病、营养不良者来说是很好的选择。

3. **栗子粥** 栗子煮 5 分钟，冷却剥壳，切小块。100 克糯米浸泡。锅中加水、糯米，大火烧沸后改小火，加栗子煮熟即可。

4. **西红柿牛肉粥** 将 1 个西红柿去皮，切丁；100 克牛肉剁馅；100 克粳米浸泡 30 分钟。沸水中倒肉馅，撇浮沫。加西红柿、粳米，煮熟即可。

栗子热量较高，建议每天食用不超过 10 颗。

此粥适宜做早餐食用。

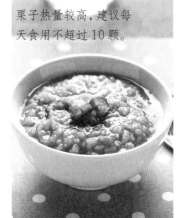

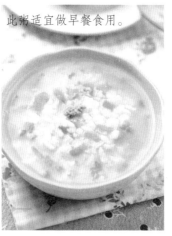

石斛性凉，此粥不宜多食。

脾虚从以下特点辨认：

• 气少懒言，疲倦乏力：稍微一运动就会感到很累，懒得讲话，浑身无力困倦，是脾虚弱的表现。

• 早起不适：清晨起床，感觉胸闷气短、头晕脑涨，脾胃功能较虚弱。

• 冬天怕冷，易受寒：脾胃阳气不足，天气转凉脾胃就很容易受寒。

• 夏天怕热，易中暑：夏天温度过高，脾火旺盛者易上火，重者会中暑。

调入红糖食用口味更佳。

5. **桂圆石斛粥** 20 克石斛加水煎成药汁，100 克粳米和 5 颗桂圆肉熬成粥。将石斛药汁倒入粥中，煮至米粒熟烂。

6. **黑米红豆粥** 50 克黑米、30 克红豆，浸泡 6 小时。莲子、花生仁各 20 克洗净。黑米、红豆、莲子、花生仁大火煮开，小火熬至烂熟即可。

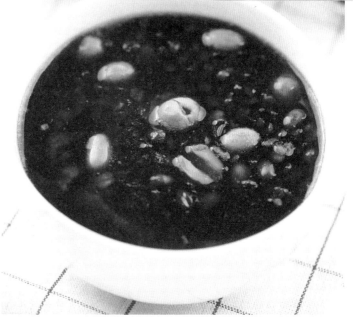

时间与次数

- 黄花鱼可每周吃1次。

- 敲打脾经3~5分钟，每周2次。

- 刮拭脾经5分钟，隔天刮拭1次。

黄花鱼补脾气，增食欲

食欲缺乏往往与脾气虚弱有关，可食用黄花鱼调养。黄花鱼性平，味甘咸，有补气开胃的作用，加上其含有多种维生素、微量元素，所以比较适合身体虚弱的女性食用，有较好的滋补作用。

清蒸黄花鱼：取黄花鱼1条，姜、葱、油、盐、料酒、酱油各适量。将黄花鱼处理干净；姜切片，葱切段。将黄花鱼放到盘子中，放入葱段、姜片，入油、盐、料酒、酱油，腌10分钟，放入锅中，蒸半小时即可。

巳时①敲脾经加刮拭脾经

力度要轻柔，配合刮痧油，以免刮伤皮肤。

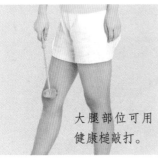

手握空拳，力度适中。

大腿部位可用健康槌敲打。

1 敲打时手握空拳或使用健康槌，由足指关节端由下向上一路敲打脾经，用力适中。对大腿部位的脾经拍敲打时可稍用力，两腿都要敲打。

2 刮拭脾经：首先准备一个刮痧板和适量刮痧油，在刮拭前先将刮痧油涂抹于脾经循行处，再轻轻刮拭脾经上的循行部位。手法一定要轻，且要先涂刮痧油再刮，以免刮伤皮肤。重点刮拭血海、三阴交等穴。每次刮拭5分钟即可，隔天进行1次。

注①：巳时是指上午9时整至上午11时整。

五大特效穴常按，增强食欲

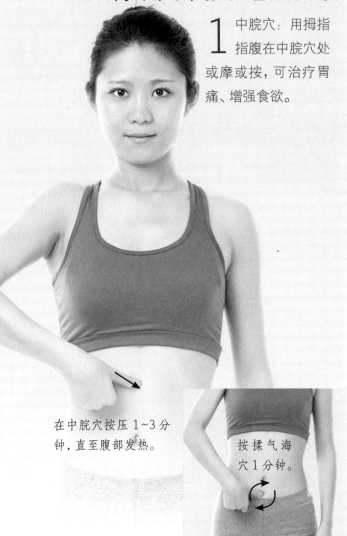

1 中脘穴：用拇指指腹在中脘穴处或摩或按，可治疗胃痛、增强食欲。

在中脘穴按压1~3分钟，直至腹部发热。

按揉气海穴1分钟。

2 气海穴：用拇指指腹经常按揉气海穴，可治疗月经不调、痛经、腹泻、消化不良等症。

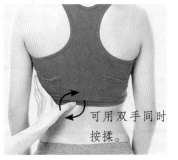

可用双手同时按揉。

3 胃俞穴：拇指用力按揉胃俞穴1~3分钟，有和胃降逆、健脾助运之功效。

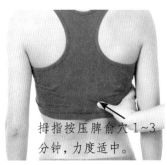

拇指按压脾俞穴1~3分钟，力度适中。

4 脾俞穴：当吃饭没什么胃口时，不妨按按脾俞穴，很快就会有饥饿感了。

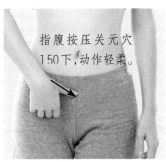

指腹按压关元穴150下，动作轻柔。

5 关元穴：将手掌温热，敷在穴位上，再用拇指按压关元穴，可增加舒适感。

力度与次数

- 每天按摩中脘穴1次，力度宜轻。

- 每天按揉气海穴1次，力度适中。

- 最好隔天按揉胃俞穴1次，力度稍重。

- 每天按压脾俞穴1次，力度稍轻。

- 最好隔天按压关元穴1次，力度适中。

脾虚是发胖的"真凶"

中医上讲,脾主运化。脾虚就是脾的运化能力弱了。

• 在脾功能正常的情况下,我们吃进来的食物通过食管进入胃,经过胃的消化后,脾会将各种营养物质运送到肺、肾,最终变为汗液和尿液排出体外。

• 当脾的运送能力不足时,人体运送体液的能力就不足,人体体液不易流动,心包容易产生积液,使得心脏的动力不足。心脏是人体血液的"泵",当"泵"的动力不足时,血液无法运输到各个器官,整个身体的活力都降低,自然废物就无法正常排出了,堆积在体内就变成脂肪了。

"喝凉水都长肉"脾惹的祸

人们常说"十个胖子九个虚",也就是说身体肥胖的人,90% 体质都虚弱。中医上讲,体虚最直接的原因就是脾虚。而且肥胖的人往往不止是胖而已,还表现为出油多、皮肤暗淡、常常犯困等其他症状。这时候就该补脾了。

六款健脾减肥食谱

首先为脾虚肥胖的人推荐的是红豆和薏米,大家知道红豆和薏米最大的功效就是除湿。这个湿不是我们平常说的那种湿,中医上的肥胖指的是身体里有"湿",这时候喝碗红豆薏米粥最适合。其次,为大家推荐荞麦,它含有丰富的膳食纤维,是一款减肥佳品。最后推荐的是莲藕,它有利尿除湿的作用,减肥的同时也可兼顾美容。

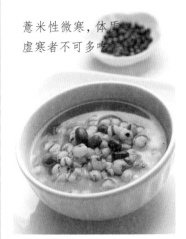

薏米性微寒,体质虚寒者不可多吃。

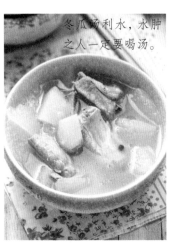

冬瓜可利水,水肿之人一定要喝汤。

1. 红豆薏米粥 将 30 克薏米、50 克红豆洗净,泡 3 小时。锅置火上,加水煮沸,放入泡软的薏米和红豆共同煮粥,待豆烂、薏米膨开即可。薏米性微寒,味甘、淡,含有维生素 E,常食可保持皮肤光泽细腻,改善肤色。红豆清热解毒,可治疗水肿,此粥能够祛湿、美白、调节便秘。

2. 红豆排骨冬瓜汤 冬瓜洗净,去皮,去瓤籽,切块。15克红豆浸泡 2 小时。姜洗净切片。500 克排骨洗净切块,汤锅里煮水,把排骨氽水,再盛起备用。锅里倒入适量水,煮开,接着放入排骨、红豆、姜片,大火煲 30 分钟。入冬瓜,中火熬 15 分钟至冬瓜熟烂,放盐入味,关火。

3. **荞麦山药面糊**　荞麦、粳米各50克洗净；山药去皮洗净，蒸熟压成糊。荞麦、粳米一同放入锅中，加水煮到熟烂，放入山药煮熟。

4. **荞麦松子仁粥**　将20克松子仁、50克荞麦洗净备用。松子仁与荞麦一同煮粥，小火煮到熟即可食用。

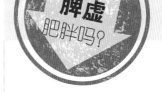

我是
脾虚
肥胖吗?

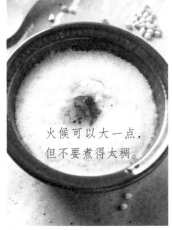

火候可以大一点，但不要煮得太稠。

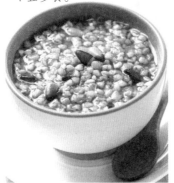

荞麦难消化，不宜多食。

脾虚从以下特点辨认：

• 舌上有齿痕：唇色淡白，舌边缘有齿痕、舌苔白厚、滑而湿润，口淡口苦，说明脾湿。

• 大便黏着在马桶上：寒湿困脾，水湿不能正常被带走，寒湿向下注入大肠，大便变软不成形，或者黏着在马桶上。

• 食欲差，吃一点就撑；吃得不多，饭后会饱胀。

• 短期内体重明显增加，严重时出现下肢水肿。

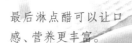

最后淋点醋可以让口感、营养更丰富。

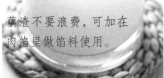

藕渣不要浪费，可加在肉馅里做馅料使用。

5. **鲜榨藕汁**　嫩莲藕洗净，去皮，切块，用榨汁机榨汁。榨完后汁、渣分离，藕汁有淡淡的甜香味。藕渣还可加在肉馅里做馅料使用。

6. **酸辣藕丁**　胡萝卜、尖椒切丁，莲藕切丁浸泡。热锅凉油放葱、姜和干辣椒爆香，放胡萝卜、藕丁、尖椒丁炒熟，放盐、白糖翻炒，淋醋。

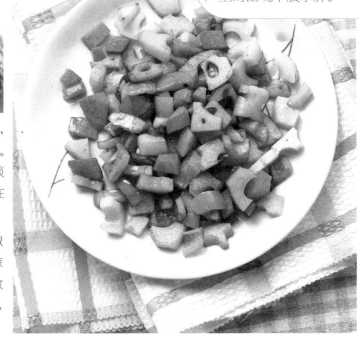

时间与次数

• 蒸浴减肥法每周 1 次即可，每次 20~30 分钟，低血压者尽量避免蒸浴。

• 耳部反射区贴敷，每 24 小时换 1 次，可长期贴敷。

• 耳部反射区按摩时间次数不定，可随时随地进行，多多益善。

蒸浴减肥法

取干荷叶、泽泻各 50 克，苏木 20 克，红辣椒 2 根。倒入木桶，注入热水，泡 30 分钟后，蒸浴身体，每次 20~30 分钟，直至浑身出汗。值得注意的是，蒸浴结束后，要慢慢站起，以防出现体位性的低血压而晕倒，最好身旁有家人帮助。

耳部反射区贴敷加按摩

2 选取耳部脾、胃、食管、口、大肠、内分泌、皮质下、神门、交感等反射区，每次任选 3~5 个反射区位进行按摩，每个反射区按摩 3~5 分钟。

贴敷之前要清洁耳郭。

神门
肝 大肠
胃 口
脾 心 食
颞 内分泌

交感

皮质下

力度以微痛为好。

1 选取耳部的心、肝、脾、皮质下、交感、神门等反射区，取王不留行籽或者火柴头，用胶布将其固定在穴位上，每隔 24 小时换 1 次。

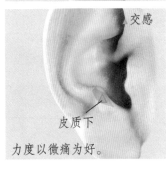

可以适度向外拉扯耳郭。

五大减肥常用穴

时间与次数

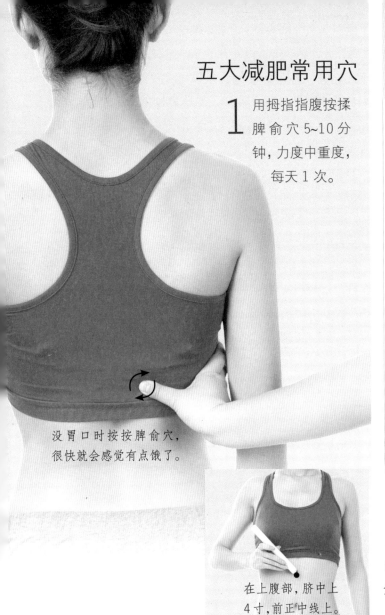

1 用拇指指腹按揉脾俞穴 5~10 分钟，力度中重度，每天 1 次。

没胃口时按按脾俞穴，很快就会感觉有点饿了。

- 按揉脾俞穴的力度可适度加重，坚持每天 1 次。

- 灸中脘穴可每天进行，每次 10~15 分钟，以能承受为度。

- 按摩足三里穴可每天 1 次，每次 3~5 分钟。

- 点按三阴交穴可每天 1 次，每次 3~5 分钟，手法可略重些。

- 点按丰隆穴力度可稍重，每天 1 次，每次 3~5 分钟。

在上腹部，脐中上 4 寸，前正中线上。

2 用艾条灸中脘穴 10~15 分钟，或者拔罐 20~30 分钟，能暖胃健脾。

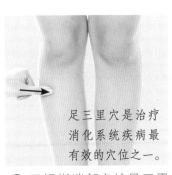

足三里穴是治疗消化系统疾病最有效的穴位之一。

3 用拇指端部点按足三里穴，每天按摩 3~5 分钟，手法可略重些。

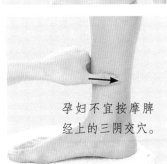

孕妇不宜按摩脾经上的三阴交穴。

4 用拇指端部点按三阴交穴，每天按摩 3~5 分钟，手法可略重些。

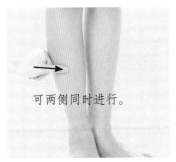

可两侧同时进行。

5 用拇指端部点按丰隆穴，每天按摩 3~5 分钟，手法可略重些。

脾胃虚寒是造成怕冷的主要因素

中医上讲，怕冷是由脾胃虚寒、血液循环不畅导致的。

• 一般来说，健康的身体，血液的循环运动可以使人体维持正常的体温，只要穿适合季节的衣服，就不会怕冷。

• 很多女性朋友，到了冬天，穿再厚的袜子、再多的衣服，还是觉得浑身发冷。其实是因为脾胃虚寒导致血液循环不畅，从而出现手脚发凉，身体怕冷的症状。

怕冷 脾胃虚寒

很多女性在睡觉的时候，腿脚很容易抽筋，或者是经常会手指肿痛或者麻木，这其实都是脾胃虚寒的症状。为了缓解手脚冰凉，从根本上预防虚寒，生活中我们要注意多保暖，同时加大运动量，以促进血液循环。每天睡前，用热水泡脚，长期坚持会有显著的效果。

六款补充热量的食谱

对于脾胃虚寒怕冷者，可以多吃些祛寒的食物，比如羊肉、韭菜、红糖、虾仁、栗子、红薯、姜、胡椒等，可以增加机体所需的热量，增强御寒能力。这些都是适合女性食用的最佳食材，不容易上火，很适合改善脾胃虚寒导致的怕冷现象。

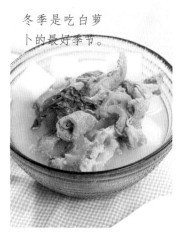

冬季是吃白萝卜的最好季节。

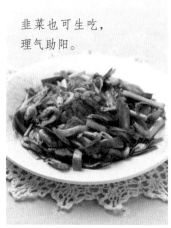

韭菜也可生吃，理气助阳。

1. **白萝卜炖羊肉** 将100克羊肉洗净，切块；100克白萝卜洗净，去皮取肉；姜洗净，切片。锅内加适量水，放入羊肉块、姜片、料酒，大火烧开，小火煮至半熟时，再加入白萝卜块和15克枸杞，继续煮20分钟，加盐调味即可。

2. **韭菜炒河虾** 将50克河虾洗净；200克韭菜洗净，切段。炒锅烧热，倒入油，油热后放入姜片、河虾，煸出香味后投入韭菜，炒熟后加适量盐调味即可。韭菜膳食纤维含量很高，能促进肠胃的蠕动，改善便秘。正因如此，韭菜也被叫作"洗肠草"。

3. **红糖姜水**　将 10 克姜洗净，切丝。将姜放入砂锅中，加水，加适量红糖，大火煮沸，小火煮 10 分钟左右即可。

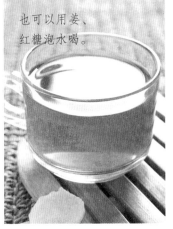

也可以用姜、红糖泡水喝。

4. **栗子红薯排骨汤**　红薯切块，栗子、红枣洗净，姜切丝。材料放入砂锅，加水大火煮沸，放料酒小火熬熟，加盐调味。

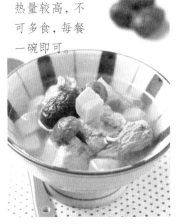

热量较高，不可多食，每餐一碗即可。

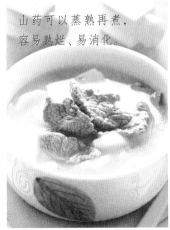

山药可以蒸熟再煮，容易熟烂、易消化。

糯米不易消化，应少食。

5. **山药羊肉汤**　200 克羊肉洗净，切块；姜洗净；山药100 克洗净，去皮，切块。将全部材料入锅加水，放料酒，煮至熟烂，加盐调味。

6. **姜粥**　将 1 块姜洗净，切片，100 克糯米洗净，一起放入锅中，加水，煮至粥稠，调入适量白糖即成。

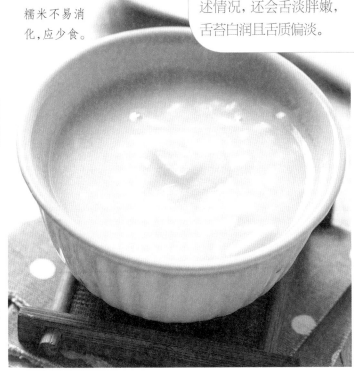

我是脾胃虚寒才怕冷的吗？

脾虚从以下特点辨认：

• 乏力怕冷：脾胃虚寒者，会怕冷、怕累，冬天穿足够多的衣服、足够厚的袜子还是手脚冰凉，面色一般比较苍白。

• 喜欢喝热水：脾胃虚寒者，一般喜欢喝热水。

• 食欲差：脾胃虚寒者，会出现经常性胃痛、胃不适，饮食无味。

• 舌质苔白：胃寒者除上述情况，还会舌淡胖嫩，舌苔白润且舌质偏淡。

时间与次数

- 每天喝 1 次姜葱白红糖饮。姜性温，阴虚火旺者不宜食用。

- 灸足三里穴每天 1 次，每次 5~10 分钟。

- 刮阳池穴 3~5 分钟，隔天刮拭 1 次。

常喝姜葱白红糖饮

我们都知道姜最擅长的就是除寒，有暖胃的作用，再搭配一些除寒的简单食材一起食用，可以有效缓解四肢冰冷发凉的现象。结合脾胃虚寒的具体症状，我们可以做一道姜葱白红糖饮，具体操作方法如下：取葱白 2 段，姜 1 块，红糖适量。将葱白洗净切条；姜去皮、洗净，再切片。所有食材放入砂锅中，加适量水，大火煮沸，再改小火煮 20 分钟，取药汁，加适量的红糖调味即可食用。每天 1 次，需长期坚持才有效。

艾灸足三里穴加刮阳池穴

2 阳池穴位于手背面，由第 4 掌骨向上推至腕关节横纹，可触及凹陷处。以面刮法向指尖方向刮拭阳池穴，力度适中，时间以 3~5 分钟为宜。可用于改善手足怕冷的情况。刮拭阳池前，涂抹些刮痧油，效果更佳。

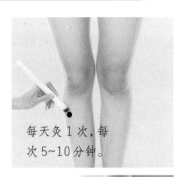

每天灸 1 次，每次 5~10 分钟。

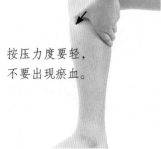

按压力度要轻，不要出现瘀血。

1 用艾条温和灸足三里穴。可补气培元，辅助治疗脾胃虚寒导致的怕冷；也可以按压足三里穴，每次 5 分钟，力度适中。

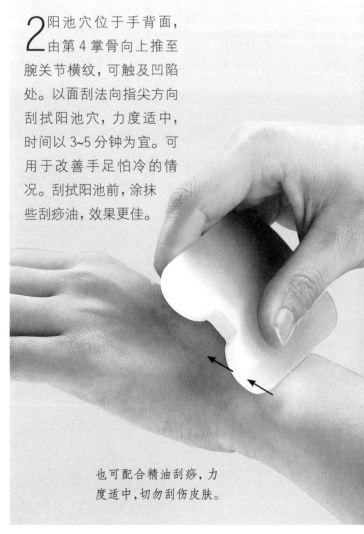

也可配合精油刮痧，力度适中，切勿刮伤皮肤。

五大特效穴艾灸，缓解手脚冰凉

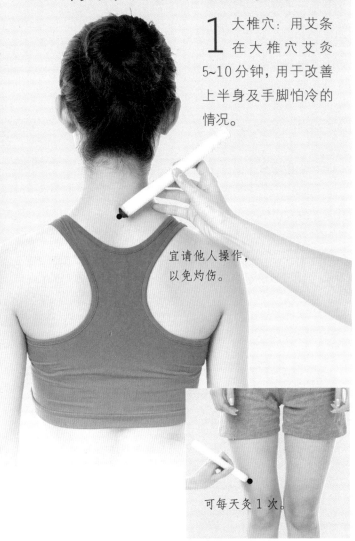

1 大椎穴：用艾条在大椎穴艾灸 5~10分钟，用于改善上半身及手脚怕冷的情况。

宜请他人操作，以免灼伤。

时间与次数

- 艾灸大椎穴每次 5~10 分钟，每天 1 次。

- 艾灸阴市穴每次 5~10 分钟，每天 1 次。

- 艾灸胞肓穴每次 5~10 分钟，每天 1 次。

- 艾灸申脉穴每次 5~10 分钟，每天 1 次。

- 艾灸命门穴每次 5~10 分钟，每天 1 次。

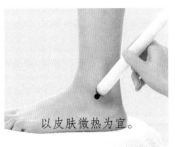

可每天灸 1 次。

2 阴市穴：用艾条在阴市穴艾灸 5~10分钟，常灸阴市穴可疏散膝部的寒气。

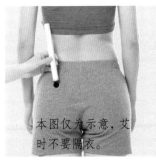

本图仅为示意，艾时不要隔衣。

3 胞肓穴：用艾条在胞肓穴艾灸，可改善腰膝寒冷、小便不利等症状。

以皮肤微热为宜。

4 申脉穴：用艾条在申脉穴艾灸，可增强人体对寒冷的耐受性。

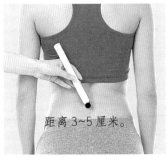

距离 3~5 厘米。

5 命门穴：用艾条在命门穴艾灸 5~10分钟，可缓解四肢厥冷的症状。

睡觉流口水的现象也是由脾虚造成的

中医认为，脾主肌肉，开窍于口，在液为涎。

• 小孩子会流口水，因口腔较小、不会吞咽，这属于正常的现象。

• 其实，如果是脾虚的话，就算是大人也会出现流口水的现象。之所以睡觉时会流口水，是因为脾主涎，流口水就是脾气和脾水的外在表现，脾气不足，就不能正常地运输水液，睡觉时就会流口水。

睡觉流口水 脾虚惹的祸

一个人如果脾气充足，涎液会正常传输，帮助我们吞咽和进行食物的消化，滋润口腔但不会溢出。一旦脾虚，运化就会失去平衡，以致身体疲惫乏力、气少懒言、睡觉时出现流口水的现象。

六款治疗睡觉流口水的食谱

治疗睡觉流口水的现象，首先从健脾入手。日常生活中，我们可以多服食些健脾补脾的食材，比如莲子、红豆、山药、党参等这些都是能有效防治睡觉流口水的食材，再搭配一些其他的健脾食材食用，情况就会有所改善。

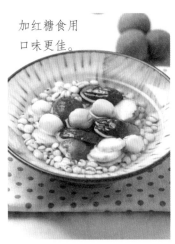

加红糖食用口味更佳。

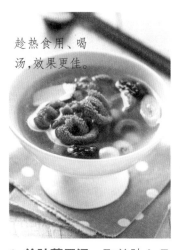

趁热食用、喝汤，效果更佳。

1. 薏米山药红枣粥 将20克薏米淘净，4枚红枣洗净去核，再将适量的莲子洗净，5颗桂圆去皮，取淮山药7片，备用。薏米和莲子放到砂锅中，加水，大火煮沸，小火煮到快熟，入淮山药、红枣和桂圆，煮熟即可。此食疗方适合脾虚患者食用。

2. 羊肚莲子汤 取羊肚1只洗净，姜、葱白适量洗净切片，红枣、莲子适量洗净。将所有材料都放到砂锅中，加适量水，大火煮沸，小火炖到熟烂，去姜片，取出羊肚，切小块，倒入汤，加适量盐调味即可。

3. **党参枸杞红枣汤**　15 克党参洗净，切段；6 枚红枣、12 克枸杞洗净。全部入锅加水，煮沸后用小火煲煮，去党参喝汤，吃枸杞、红枣。

挑出的党参可以再煮一次汤。

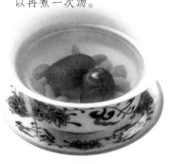

久炖烂熟之后食用更佳。

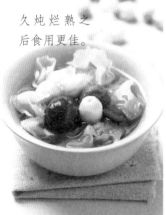

5. **桂圆红枣银耳羹**　15 克银耳泡发，洗净；红枣 6 枚洗净，去核；桂圆 5 颗去壳。银耳和莲子入锅，加水熬煮至银耳黏稠，放红枣和桂圆，小火煮熟即可。

6. **黄花菜红枣炖猪心**　猪心切片，红枣洗净，50 克黄花菜浸泡。全部材料入砂锅，加水大火煮沸，小火煲熟，加盐。

4. **红枣蜂蜜饮**　将 2 枚红枣洗净，放到砂锅中，加少许红糖，加水，小火煮 20 分钟，等其变温后加适量蜂蜜调味，也可直接用开水冲泡饮用。

蜂蜜不可多服，每天饮一小杯此茶即可。

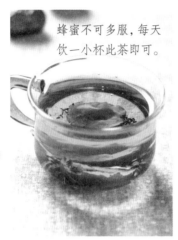

黄花菜有小毒，不可多食。

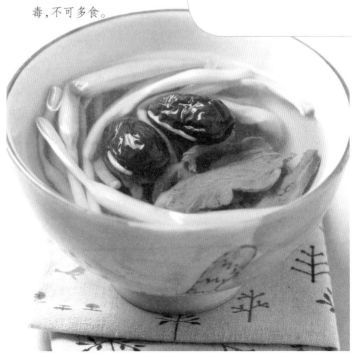

我是脾虚
睡觉才流口水的吗？

脾虚从以下特点辨认：

• 舌苔淡白：脾气虚舌头浅淡，边缘有齿痕，舌苔薄白，舌头胖大。

• 少言懒语：会感到很累，很不想说话。

• 面色苍白：看上去面无血色，面色苍白欠光泽，常伴有疲倦的状态。

• 总爱叹气：有些人没事总爱叹气，其实是脾气亏虚，提气不足，只能用叹气来舒解。

时间与次数

- 睡觉要端正姿势，不要趴在桌子上睡觉。

- 每次漱口要持续 2~3 分钟。

- 每次选 3~5 个足部反射区，每天按摩 1 次，至有酸胀感为度。

- 每天捏耳部反射区，精选 3~5 个反射区，至微微发热为度。

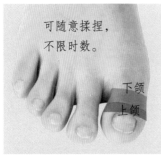

可随意揉捏，不限时数。

下颌
上颌

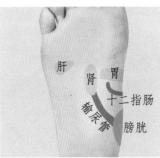

肝　胃
肾
十二指肠
输尿管　膀胱

1 睡觉流口水，会引起口臭，可推按脚上的上颌、下颌反射区来缓解症状。脏腑功能失调导致口臭时，可推按肾、输尿管、膀胱、胃、十二指肠、肝等反射区。

治疗睡觉流口水小妙招

治疗流口水的办法有很多，首先一定要端正自己的睡觉姿势，不要总是趴在桌子上或者斜靠着椅子睡觉，这种不良的睡姿，是比较容易流口水的，睡觉时要调整为正确的睡姿，平躺在床上睡觉，或者微微向右侧卧睡觉。

要养成良好的习惯，在睡觉前不要吃东西。同时要保持刷牙或者漱口习惯，配合牙线之类的工具清洁口腔，建议晚上刷完牙后再用漱口水漱 2~3 分钟。保证口腔清洁，有助于改善流口水的现象。

按摩足部反射区加耳部反射区

2 可以经常对耳部的脾、胃、大肠、肝等反射区进行按摩，可改善脾胃功能，疏肝理气。也可以经常捏一下耳垂，有助于增强脾胃的生理功能。

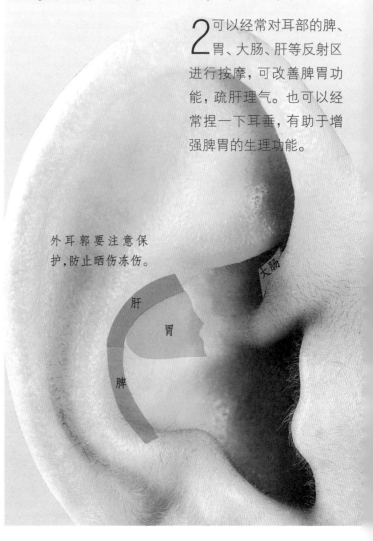

外耳郭要注意保护，防止晒伤冻伤。

大肠
肝
胃
脾

五大特效穴，治疗口水病

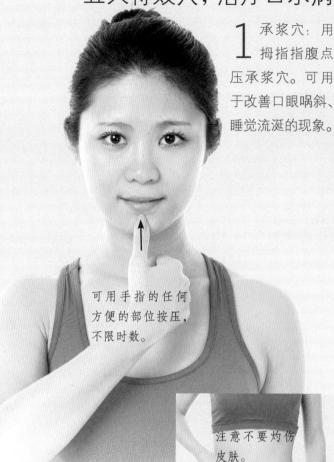

1 承浆穴：用拇指指腹点压承浆穴。可用于改善口眼喎斜、睡觉流涎的现象。

可用手指的任何方便的部位按压，不限时数。

注意不要灼伤皮肤。

时间与次数

- 每天按摩承浆穴 1 次，以有酸胀感为度。

- 天枢穴拔罐的时间不宜过长，以免皮肤出现水泡。

- 每天按摩地仓穴 1 次，每次时间 5~10 分钟。

- 隔天灸 1 次阳池穴，艾条距离皮肤 3~5 厘米。

- 每天按摩内关穴 1 次，以皮肤微微发热为度。

2 天枢穴：用火罐在天枢穴留罐 5~10 分钟，隔天 1 次，可用于改善口腔溃疡、流涎的情况。

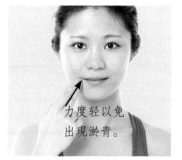

力度轻以免出现淤青。

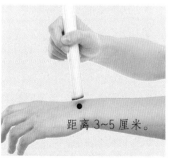

距离 3~5 厘米。

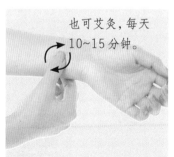

也可艾灸，每天 10~15 分钟。

3 地仓穴：经常用中指按压地仓穴，可延缓口周皱纹、口角喎斜、牙痛、流涎。

4 阳池穴：用艾条温和灸阳池穴，可用于治疗出汗流涎、两眼发黑症状。

5 内关穴：用拇指指腹按揉内关穴，力度适中，以穴位有酸胀感为度。

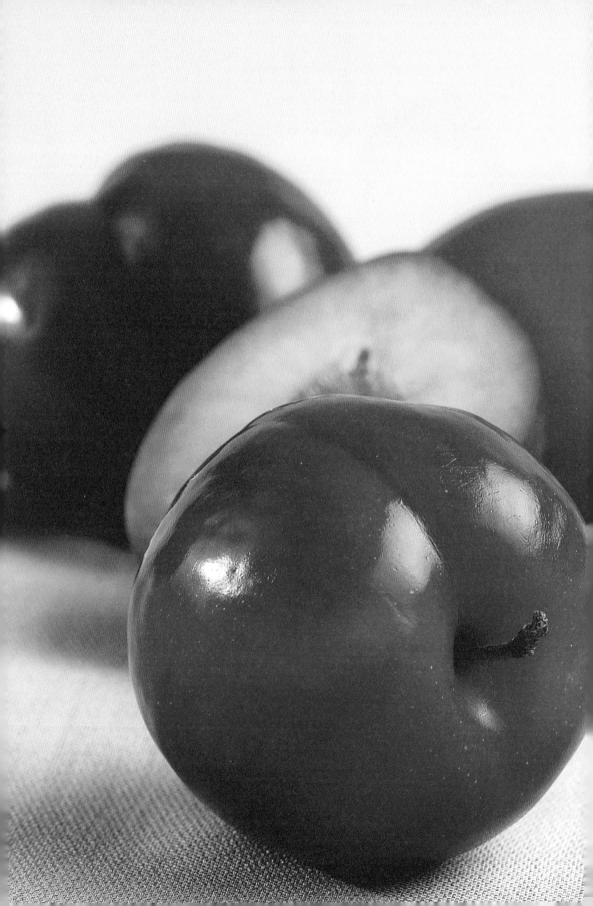

第二章

脸色黄、长斑、皱纹多、黑眼圈，
调调脾吧

爱美是女人的天性，为了可以有白皙、细腻、光滑的肌肤，很多女性会选择去美容院做各种美容保健，可是往往效果是不彻底的。一旦不去，皮肤又会出现老化的现象。其实面黄、长斑、皱纹、黑眼圈等现象都是脾虚造成的，身体内部健康出现了问题，光靠保养品是不够的，没有从根本上解决问题。女性要想养出好气色，面色红润、皮肤有光泽，首先要把脾调好。

面有"菜色"的主要因素

中医上讲,面有"菜色"是由于体内气血失调,导致气血淤滞,脉络阻塞于面引起的。

• 面有"菜色"就是说气色看起来不好,比如面色萎黄、长斑、长痘痘、黑眼圈、皱纹等都说明了一个人气血失调,女性气色不好和脾胃有很大的关系。

• 在五行的对应上,脾对应黄色,所以脸色暗黄是脾出了问题。脾主运化,运化不好,新陈代谢不正常,体内水液不能及时运送,皮肤就会出现干燥的现象,导致面部粗糙、长痘痘、嘴裂口、面部黄褐斑等一系列的问题。

面有"菜色"补脾补虚

面色苍白或萎黄,面部长斑纹或出现黑眼圈,其实都与脏腑、经络、气血有关。有人吃过多肥甘厚味,久而久之就伤了脾胃。脾是后天气血化生之源,脾失健运,气血就会亏虚,无法正常运化食物,伤于脾胃就会引发黄褐斑、面色萎黄或是黑眼圈等"菜色"满布的现象。

六款食谱,快速解决"面子"问题

湿热寒瘀,都是体内的毒素,一旦这些毒素直接到达肌肤,就会影响到气血对肌肤的滋养作用。滋养力下降,脸上就会生出雀斑、黄褐斑、黑眼圈、痘痘等。所以,我们首先要清除体内的毒素,使皮肤清爽,恢复到面色红润的状态。

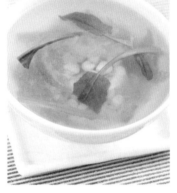

玉米须有利尿消肿、清肝利胆的功效,最好不要去掉。

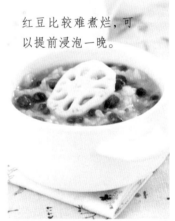

红豆比较难煮烂,可以提前浸泡一晚。

1. 西红柿菠菜玉米汤 取新鲜玉米1个洗净,剥粒。西红柿半个,洗净,切片。菠菜洗净,切段。将准备好的玉米、西红柿片及菠菜段一同放入砂锅中,再往砂锅中倒入适量的水,先用大火煮沸,再改小火煲40分钟左右,加入适量的盐调味即可食用。常食可改善睡眠质量。

2. 莲藕红豆粥 将半个莲藕去皮,洗净,切成片。再取红豆、粳米各50克洗净,浸泡30分钟。后将所有的材料倒入砂锅中,再往砂锅中倒入适量的水,先用大火煮沸,后改小火继续熬煮40分钟,最后加入适量的冰糖调味即可食用。常食可改善女性面色萎黄的问题。

3. **金银花粥** 30 克金银花放入砂锅加水，大火煮沸改小火煮 20 分钟取汁。取 100 克粳米，洗净加水煮粥，粥熟倒入煎好的药汁煮沸即可。

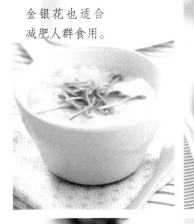

金银花也适合减肥人群食用。

4. **西红柿豆腐汤** 1 个西红柿，稍烫后去皮，后切成滚刀块；将豆腐切块，姜切片，葱切段。将材料放入砂锅加水，熬煮 30 分钟加盐、香油调味。

可适当撒黑胡椒碎调味。

鸡肉可以选用鸡胸肉，蛋白质含量较高。

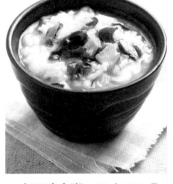

5. **木耳鸡肉粥** 干木耳 2 朵，泡发，洗净，切碎。适量鸡肉切块略汆去血水，100 克粳米洗净。将备好的材料放入砂锅中，熬煮至熟，撒上葱花、盐即可。

6. **红豆粥** 30 克红豆洗净，提前浸泡，粳米洗净。将上述材料放入锅中加水，熬煮至粥熟，最后加冰糖调味。

红豆较难煮烂，可以提前浸泡一晚。

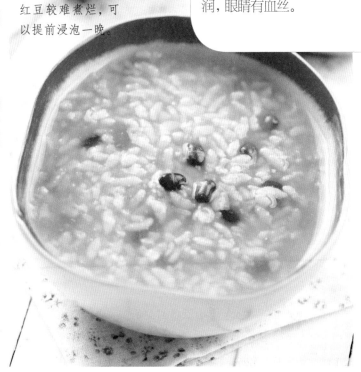

我是**脾虚**才导致面有"菜色"吗？

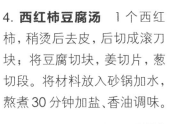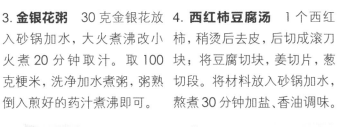

脾虚从以下特点辨认：

• 总爱叹气：有些人爱叹气，这是脾虚的表现。脾气亏虚，提气不足，就用叹气来舒解。

• 经血暗淡：女性脾气虚，经期时经血暗淡有血块。

• 少言懒语：感到很累，很不想说话。

• 面色晦暗：面部无血色，偏黄无光泽。不够滋润，眼睛有血丝。

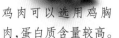

时间与次数

- 洗脸水加醋，每月洗1次。

- 每周敷面膜2次，每次贴敷10~15分钟。

- 每天按摩耳部反射区1次，每次可任选3~5个反射区，约20分钟。

- 每天贴敷肚脐2次，每次2~4小时。

洗脸水加醋，DIY面膜

在洗脸的温水中加一点醋，有嫩肤作用，偶尔使用可使皮肤变得光洁、细嫩，能除皱。洗脸后，醋和水按1:10比例混合，用棉球蘸取混合的醋涂在脸部有皱纹的地方，用指腹轻轻按摩，洗去。能消除细小皱纹，化粉刺，褪雀斑。

大蒜剥皮，加100毫升水搅碎后过滤。取出一个小碗，放入一些绿豆粉掺加大蒜水，将面膜布浸泡后敷脸，10~15分钟后用水洗净。经常使用能瘦脸、去痘及去角质，还可使皮肤更白嫩光滑。

多按压耳部反射区加中药贴敷肚脐

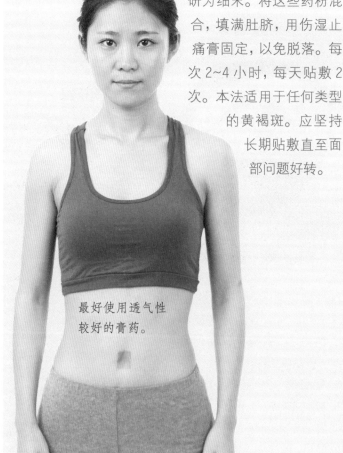

2 取当归、红花、何首乌、柴胡、生地黄各等份，研为细末。将这些药粉混合，填满肚脐，用伤湿止痛膏固定，以免脱落。每次2~4小时，每天贴敷2次。本法适用于任何类型的黄褐斑。应坚持长期贴敷直至面部问题好转。

最好使用透气性较好的膏药。

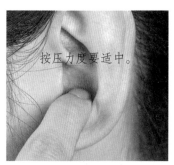

按压力度要适中。

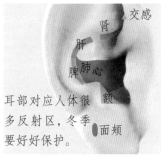

交感
肾
肝
脾 肺 心
额
面颊

耳部对应人体很多反射区，冬季要好好保护。

1 选取耳部的反射区，如面颊、额、心、肝、脾、肺、肾、交感等反射区，按摩的时间和次数不限。此方法适合任何类型的黄褐斑患者。

五大面部穴位常按，去皱除斑

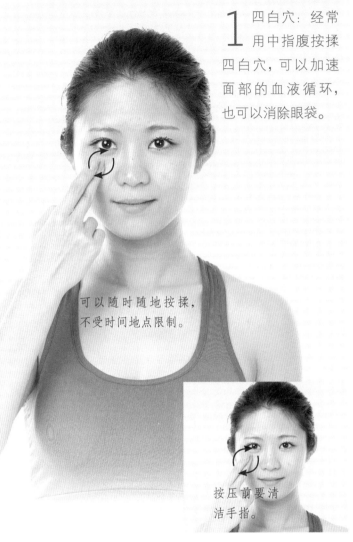

1 四白穴：经常用中指腹按揉四白穴，可以加速面部的血液循环，也可以消除眼袋。

可以随时随地按揉，不受时间地点限制。

按压前要清洁手指。

时间与次数

- 每次按摩四白穴 3~5 分钟，每天按揉 1 次。

- 每次按摩承泣穴 3~5 分钟，每天按揉 1 次。

- 每次按摩睛明穴 1~2 分钟，最好隔天按揉 1 次。

- 每次按摩丝竹空穴 3~5 分钟，每天按压 1 次。

- 每次按摩瞳子髎穴 1~3 分钟，最好隔天揉按 1 次。

2 承泣穴：如果由于熬夜出现了黑眼圈，用中指指腹按揉承泣穴 3~5 分钟就可以淡化。

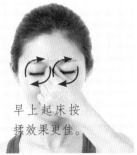

早上起床按揉效果更佳。

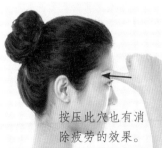

按压此穴也有消除疲劳的效果。

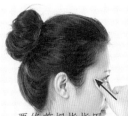

要修剪拇指指甲，避免刮伤皮肤。

3 睛明穴：用拇、食指指腹按揉睛明穴。能缓解眼疲劳，有助消除眼部皱纹。

4 丝竹空穴：用拇指指腹稍用力按压丝竹空穴，能解除眼疲劳，消除斑点。

5 瞳子髎穴：每天坚持用拇指用力垂直揉按瞳子髎穴，可以改善黑眼圈。

皮肤干燥、长斑的主要原因

中医上讲，脾主运化，脾胃虚，体内有热，运化受阻，排泄不畅，就会荣于面部。

• 肝火旺者，常脾虚。随着生活节奏的加快和社会压力的增大，不少人的脾胃病在很大程度上是心理因素造成的。再加上日常饮食不规律，就会造成皮肤干燥、长斑等各种问题。

• 体内湿气重，外湿困阻脾胃阳气，引起人体气血运行不畅。而脸部是人体血管最密集的部位，气血不足会直接影响脸色，让你失去红润气色，变得晦暗无华。同时，水湿在体内停滞会影响皮肤代谢，容易使皮肤出现干燥瘙痒等症状。

皮肤干燥、长斑 健胃补脾

皮肤干燥、长斑，一般是脾胃虚弱引起的，这些现象通常说明体内湿热。长夏时节，南方气候、地理环境决定了长夏的特点就是湿气重。人体感受了湿邪之气，会进一步影响到脾胃功能，同时还容易出现疲倦乏力、皮肤干及长皱纹、斑点等症状。而一旦脾的运化功能不好，也会进而影响到肝，为了避免上述情况的发生，健脾除湿热是关键。

六款祛斑保湿食疗方

每人都希望拥有红润的面容，但是斑点却常常困扰我们，要知道，完美的肌肤不仅给人以美感，更加显示了身心的健康。脸上有雀斑很常见。现介绍六款实效的食疗祛斑法。

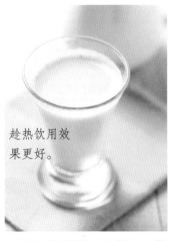

趁热饮用效果更好。

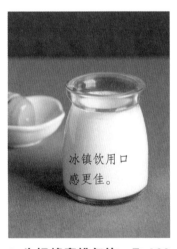

冰镇饮用口感更佳。

1. **牛奶桃核饮** 取桃仁、核桃仁各100克，用工具捣碎或用刀切碎，备用。锅中加适量牛奶，大火煮开后，打入1个鸡蛋，将核桃仁和桃仁慢慢倒入牛奶中，边搅拌边倒入。然后，转小火熬煮，将牛奶煮成糊状即可。本法适用于脾气不足的黄褐斑患者。

2. **牛奶蜂蜜桃仁饮** 取100克新鲜的桃仁，洗净后，用刀切碎。后将切碎的桃仁放入榨汁机中，加适量水打碎。然后取汁和牛奶混合在一起，再调入适量蜂蜜饮用。本法适用于任何类型的黄褐斑、色斑。最好选用纯牛奶制作此饮品，效果更佳，每天饮用1次。

3. 果汁饮 取山楂、葡萄、雪梨、橙子各适量洗净，将山楂、葡萄去籽；雪梨去皮，去核，切块；橙子去皮，去籽。全部放榨汁机加水榨汁。

4. 粳米红枣粥 红枣 5 枚，粳米 50 克，红枣洗净，去核。将上述原料放到砂锅中，加适量水，先大火煮沸，再改小火熬煮 20 分钟。

我是脾虚导致的皮肤干燥吗？

脾虚从以下特点辨认：

• 手心颜色微红：掌心发热甚至发烫，颜色微红，掌形和指形欠饱满，手掌也很容易发生裂纹。

• 舌有齿痕：舌头多瘦小，舌中央有齿痕。

• 眼睛有红血丝：每天早起会发现眼睛不够水灵，眼角常会出现红血丝。

• 口唇有裂痕：一般情况下，口唇偏干，易脱皮、干裂或口唇内颜色鲜艳。

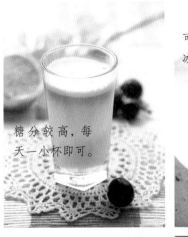

糖分较高，每天一小杯即可。

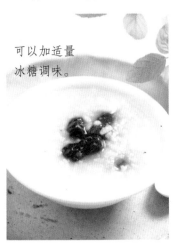

可以加适量冰糖调味。

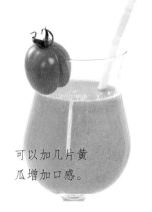

可以加几片黄瓜增加口感。

火候大一点营养更易吸收。

5. 西红柿汁 西红柿洗净，在开水中烫 10 秒左右，去皮，去蒂，切小块，放到榨汁机里打成汁，调入适量白糖或蜂蜜即可饮用。

6. 木耳红枣汤 取木耳 30 克，红枣 20 枚。将木耳洗净，红枣去核，加水煮 30 分钟左右。每天早晚餐后各 1 次。

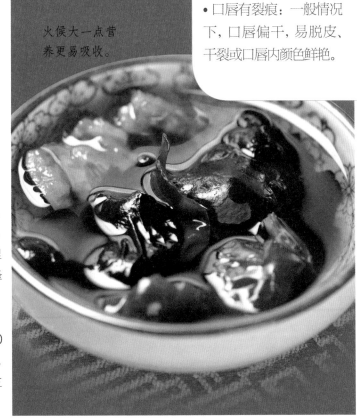

时间与次数

- 每周敷自制面膜2次，每次15~20分钟。

- 每周用冬瓜藤熬水擦脸2~3次，每次用时15~20分钟。

- 每天按摩面部1次，每次5~10分钟。

- 每天用中药贴敷肚脐2次，每次2~4小时。

两个去斑保湿小妙招

取百合、柏子仁、白丁香、白菊花、白芍、白蒺藜、白芨、白蔹各等份，研末。将药粉与面粉混合，加入1个鸡蛋清，再加1个维生素E胶丸，用新鲜果蔬汁调至稀薄适中。洁面后，将面膜均匀涂在面部，15~20分钟后洗净。

用冬瓜藤熬水擦脸，可消除雀斑。金盏花叶捣烂，取汁擦脸，可消斑也可洁面。蒲公英花煮水也可除斑，取30克蒲公英花，倒一小杯水，煮开冷却后过滤，然后以蒲公英花水洗脸，可使面部清洁，雀斑淡化。

轻叩皮肤加中药贴敷肚脐

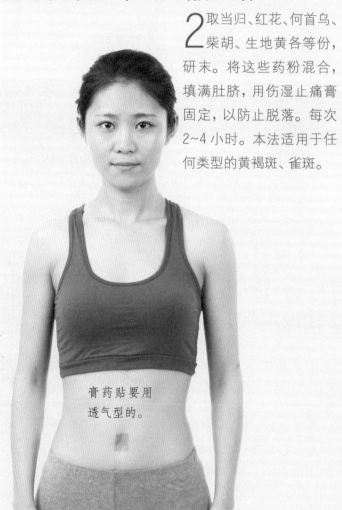

2 取当归、红花、何首乌、柴胡、生地黄各等份，研末。将这些药粉混合，填满肚脐，用伤湿止痛膏固定，以防止脱落。每次2~4小时。本法适用于任何类型的黄褐斑、雀斑。

膏药贴要用透气型的。

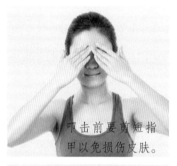

叩击前要剪短指甲以免损伤皮肤。

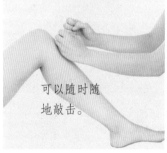

可以随时随地敲击。

1 用手指轻轻叩击长斑处直至潮红。如两颊长斑，用手掌侧面叩击下肢外侧胃经循行部位；如口周长斑，用手掌侧面叩击下肢内侧肝经循行部位。

五大特效穴，行气活血除斑点

1 血海穴：用艾条温和灸血海穴15~20分钟，每天1次，可健脾化湿，用于去皱除斑、治疗湿疹。

可以在此处隔姜灸。

（腿内侧）

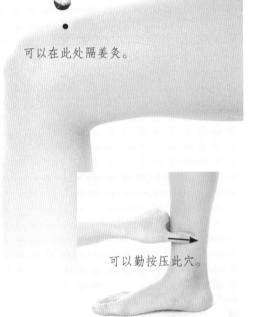

可以勤按压此穴。

时间与次数

- 每天艾灸血海穴1次，每次15~20分钟。

- 每天按摩三阴交穴1次，每次5~20分钟。

- 最好隔天刮拭足三里穴1次，每次3~5分钟。

- 每天艾灸颧髎穴1次，每次15~20分钟。

- 最好隔天艾灸气海穴1次，每次5~20分钟。

2 三阴交穴：坚持用拇指指尖垂直按压三阴交穴，很快就会令整个人都变得容光焕发、面色红润。

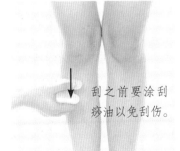

刮之前要涂刮痧油以免刮伤。

3 足三里穴：从上向下刮拭足三里穴，可治疗脾胃不足引起的黑斑、雀斑。

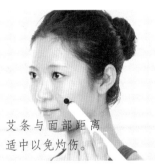

艾条与面部距离适中以免灼伤。

4 颧髎穴：经常用艾条温和灸面部颧髎穴，长期坚持可以淡化脸部色斑。

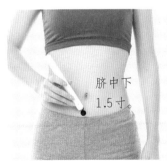

脐中下1.5寸。

5 气海穴：用艾条温和灸气海穴，可用于调补三阴、行气活血、淡化色斑。

出现眼袋的主要因素

中医上讲，调畅眼周瘀滞的气血可以治疗眼袋。

• 肝血不足时，气血运行变得缓慢，血液中的垃圾物质就会沉积下来。久而久之，就会以黑色素的形式表现出来。肝开窍于目，黑色素首先就会在眼周表现出来。

• 眼周的皮肤组织非常娇嫩，长期熬夜或失眠、长时间地盯着电脑等，都会导致黑眼圈。但是，这些只是造成眼袋的次要原因，眼袋出现的最根本原因是脾虚导致的气血失调。

出现眼袋 饮食、生活习惯要注意

中医认为肝气郁闷、瘀血停滞、脾气虚弱、脾气不健，会引起痰湿内生而阻塞经络，致使眼睑血行不畅，出现眼袋。此时要进行全身调理。平时要多喝水，多吃新鲜水果和蔬菜，有效将体内废物排出。还要睡足觉，晚上 10:00 至凌晨 2:00 是熟睡养肝最佳时段，如果长期在这个时段未入睡，眼袋就会变得更严重。

六款祛眼袋的食谱

首先要增加营养。饮食不正常、缺乏铁质，血液就会循环不畅，使色素沉着在眼圈周围。所以，追求美好容颜的女性，在保证充足睡眠的基础上，还要注重食疗，多食用一些海带、红枣、桃仁、枸杞、藕粉、芹菜等，可有效消除眼袋。

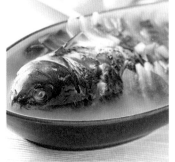

汤汁营养丰富，要配合鱼肉一起食用。

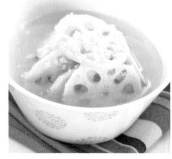

熬煮时间要适当，以免莲藕鲜味流失。

1. 鲫鱼苹果汤 取鲫鱼 1 条，苹果 2 个，红枣 10 枚。锅中放油，油热后将鲫鱼放入，煎至双侧微微发黄，然后加水，大火烧开。将苹果切片，与红枣一起放入锅中。煮至鲫鱼皮肉分离时，加入盐、酱油等调料，撒上香菜即可。此汤对脾气亏虚引起的眼袋很有效。

2. 莲藕桃仁汤 取带节莲藕 100 克，桃仁 50 克，分别洗净。将莲藕切片，桃仁碾碎，将上述材料一起放入砂锅中煮汤。熬煮约 40 分钟后即可食用。此汤适合脾气虚弱兼血瘀的眼袋患者食用。每天 1 碗，对治疗女性眼袋很有效。

3. **藕粉茯苓饮** 取藕粉和茯苓粉各等份，用沸水冲泡，搅拌均匀后，代茶饮用。此饮适合脾虚的眼袋患者食用。

4. **芹菜炒腐竹** 芹菜切段，大蒜切末，猪肉切片，腐竹泡软切块。热锅下蒜末、辣椒爆香，下肉片、芹菜略炒，加盐。放腐竹炒匀，焖1分钟即可。

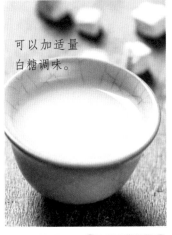

可以加适量白糖调味。

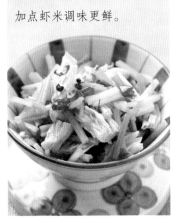

加点虾米调味更鲜。

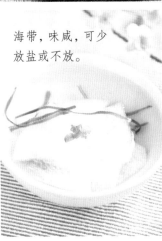

海带，味咸，可少放盐或不放。

5. **冬瓜海带汤** 冬瓜去皮洗净切片，海带温水泡30分钟，洗净切条，锅中倒油，油热入冬瓜和海带翻炒2分钟，加水，大火烧开10分钟即可。

6. **圆白菜牛肉粥** 100克圆白菜切丝，50克牛肉切丁，100克大米洗净。大米加水煮开后加牛肉丁，煮至大米熟烂，加入圆白菜略煮即可。

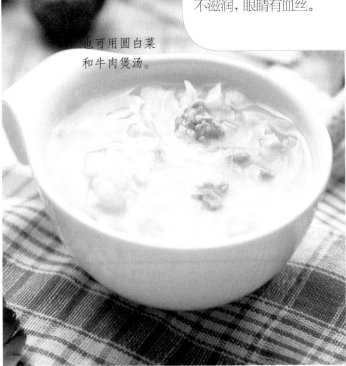

也可用圆白菜和牛肉煲汤。

我是**脾虚**导致的眼袋吗？

脾虚从以下特点辨认：

• 总爱叹气：没事总爱叹气，这往往就是脾虚的表现，脾气亏虚，提气不足，就用叹气来舒解。

• 经血暗淡：一般女性若脾气虚，经期经血会暗淡且伴有血块出现。

• 少言懒语：总感到很累，没力气，不想说话。

• 面色晦暗：面部皮肤没有血色，偏黄色无光泽，不滋润，眼睛有血丝。

时间与次数

- 每天用蜂蜜敷眼膜 1 次，每次 10~15 分钟。

- 每周用苹果片敷眼 2~3 次，每次贴敷 15~20 分钟。

- 每天做眼保健操 2 次，每次 10~15 分钟。

- 每天按压睛明穴 1 次，每次 1~2 分钟。

在家敷眼膜

蜂蜜眼膜：每天用温水清洁皮肤，若出油多且毛孔较大，用蜂蜜加蛋清调配，敷于眼周，双手食指顺着眼眶从内向外轻轻按摩几分钟。等到感觉眼部有些发紧时用水冲洗即可，既能收紧毛孔，又能补水保湿。

苹果片敷眼：彻底清洁眼周后，取新鲜成熟的苹果 1 个，切成薄片，然后敷在眼周。每隔 3~5 分钟换 1 片，每次敷 15~20 分钟。为了避免苹果片被氧化，要随用随切。按肌肤的需要，每周使用 2~3 次。

眼保健操加按睛明穴

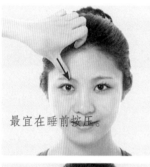

最宜在睡前按压

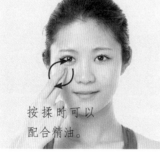

按揉时可以配合精油

1 每天在眼周围多做做眼保健操，可以缓解视疲劳，促进眼周围的血液循环，使眼部得到充分的休息。电脑族朋友每天做 2 次保健操效果较好。

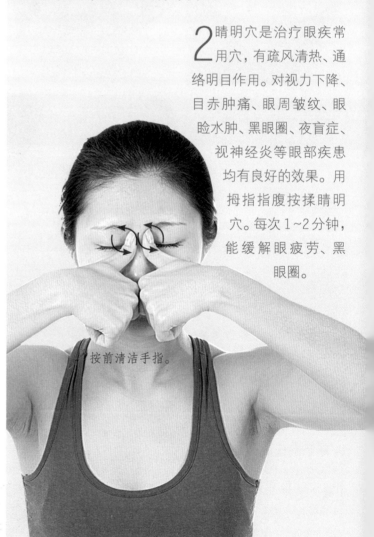

2 睛明穴是治疗眼疾常用穴，有疏风清热、通络明目作用。对视力下降、目赤肿痛、眼周皱纹、眼睑水肿、黑眼圈、夜盲症、视神经炎等眼部疾患均有良好的效果。用拇指指腹按揉睛明穴。每次 1~2 分钟，能缓解眼疲劳、黑眼圈。

按前清洁手指。

五大特效穴艾灸，健脾利湿除眼袋

时间与次数

- 每天艾灸肾俞穴 1~2 次，每次 10~15 分钟。
- 每天艾灸四白穴 1 次，每次 5~20 分钟。
- 最好隔天艾灸足三里穴 1 次，每次 5~20 分钟。
- 每天艾灸中脘穴 1 次，每次 5~20 分钟。
- 最好隔天艾灸胃俞穴 1 次，每次 5~20 分钟。

1 肾俞穴：用艾条温和灸肾俞穴 10~15 分钟，每天 1~2 次，及时除湿健脾，也可以消除眼袋。

每天几分钟温和灸，坚持下来对身体大有裨益。

艾条与面部距离适中以免灼伤。

2 四白穴：如果由于熬夜出现了黑眼圈、眼袋，用艾条温和灸四白穴 5~20 分钟，每天 1 次，就可淡化。

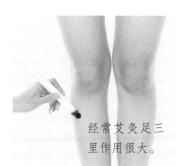

经常艾灸足三里作用很大。

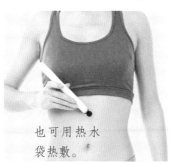

也可用热水袋热敷。

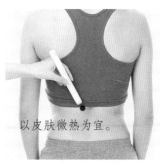

以皮肤微热为宜。

3 足三里穴：用艾条温和灸足三里穴，可补气培元，还可缓解眼疲劳。

4 中脘穴：用艾条温和灸中脘穴，每天 1 次，可用于治疗黑眼圈、眼袋等症。

5 胃俞穴：用艾条温和灸胃俞穴，可用于治疗眼袋、黑眼圈等症。

脾虚也是导致面部皱纹的一个原因

中医上讲，心脾两虚、气滞血瘀会导致皮肤皱纹增多。

• 中医认为，长皱纹表明人体五脏六腑内有的脏腑功能失调。他们认为，那些面部皱纹较多的人多心脾两虚，伴有面色白无光泽、心慌、胸闷、少气懒言、身体虚弱或失眠等症状。

• 也有人气滞血瘀导致长皱纹，伴有面色晦暗、情绪不稳定、叹气、乳房胀痛、月经不调或痛经等症状。中医认为，应调心血，心血调足后能给予面部营养，补心血、养脾胃使颜面得养，祛除皱纹。

面部皱纹多 补脾利湿

女性面部皱纹增多大多是因为皮肤缺乏水分、表面脂肪减少、真皮纤维老化，从而使皮肤弹性丧失、张力下降。所以补脾利湿是关键，一般主要通过多食一些利水的食物，搭配敷用面膜等一些面部护理，从而达到减少面部皱纹的目的。

六款补脾利湿食谱除皱

近年来，经科学家研究证实，人到 50 岁时皮肤才开始老化，出现皱纹。如果 50 岁以前便出现皱纹，尤其是年轻人面部出现皱纹，可能与营养摄入不合理有密切关系，也就是说必须合理饮食。现代医学在食疗方面，也下了不少工夫，而且食疗效果也不差。

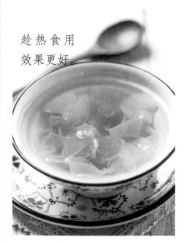

趁热食用效果更好。

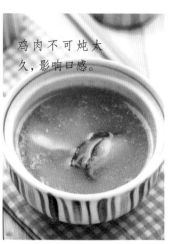

鸡肉不可炖太久，影响口感。

1. 银耳炖木瓜　银耳 25 克，木瓜 1 个，杏仁 5 克，南杏仁 20 克。先将银耳温水泡发，用水洗净备用。木瓜去皮，去籽，用水洗净，切块备用。杏仁去衣，用水洗净，连同以上材料一齐放入砂锅内，加冰糖少许，放适量水，炖至入味，即可食用。

2. 香菇鸡肉粟米汤　取香菇 50 克，鸡肉 100 克，粟米 30 克，盐适量。将鸡肉切成块状，香菇用水浸软后切片。先将粟米加开水煮滚，约 10 分钟后放鸡肉和香菇，再煮 5 分钟，加盐调味便可食用。此汤的粟米能健脾胃，滋润皮肤，减少皱纹，也可助美容。

3. **花生核桃瘦肉汤** 100 克瘦肉块加水大火煮 5 分钟,过冷水。100 克花生米和 50 克核桃仁泡软,与瘦肉块入锅加水,大火煮沸改小火煮 3 小时。

4. **桑椹花生粥** 30 克桑椹浸泡 3 小时,粳米和花生各 50 克浸泡 30 分钟,将上述材料一起放入砂锅中,大火烧沸改小火煮至粥熟,加白糖调味。

核桃仁切碎更易入味。

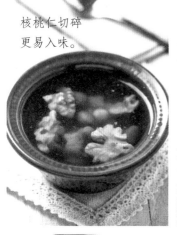

也可以将白糖换成红糖。

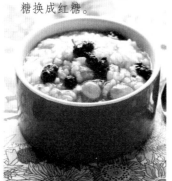

脾虚从以下特点辨认:

• **拔罐时内有水雾:**脾有湿者拔罐时,罐内会出现小水珠或水雾,甚者有水疱,疱液呈黄色。

• **大便黏腻:**寒湿困脾,水湿不能正常被带走,寒湿注入大肠,大便变软不成形,或黏着在马桶上。

• **少言懒语:**总感到累,说话没力气,不想说话。

• **面色晦暗:**面色皮肤没有血色,多偏黄无光泽,不滋润,眼睛有血丝。

莲子去火,上火之人最宜食用。

菊花不宜过多。

5. **红枣百合莲子粥** 20 克莲子浸泡 30 分钟。甘草、百合各 10 克放入砂锅,加水煮沸改小火煮 30 分钟,放 10 枚红枣、60 克小麦仁及莲子煮熟。

6. **银耳菊花鸡肝汤** 10 克菊花、15 克银耳及 50 克鸡肝一同放砂锅中加水煮沸,后熬煮至鸡肝熟透即可。

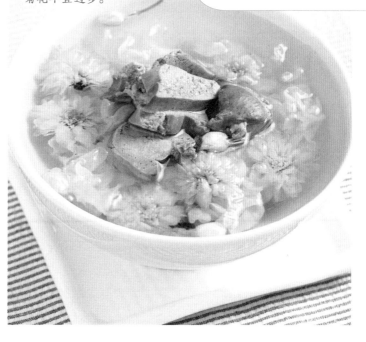

时间与次数

- 早晚饮茶各 1 次。

- 炖田鸡腿早晚皆可吃，每周 2 次。

- 每次按摩耳部反射区 3~5 分钟，每天 1 次。

- 每次刮面部 15~20 分钟，每天 2 次。

两款除皱润肤的小偏方

姜红枣茶：姜 50 克，沉香、茴香各 20 克，盐 10 克，甘草 15 克，丁香 2.5 克，红枣 1 枚。将上药共研为末，和匀备用。每天清晨取 10 克用开水泡服，当茶饮。此方具有调养气血、滋润皮肤的功效。

炖田鸡腿：田鸡腿肉 100 克，猪腰 1 对，鱼鳔腹（鱼肚）20 克，枸杞 25 克。田鸡腿肉洗净，猪腰、鱼鳔腹、枸杞洗净。用水 5 碗，将以上材料放入煲内，煮约 2 小时，加油、盐调味。此汤能养颜、旺气血、去皱纹，妇女产后也可服用。

按摩耳部反射区加刮面部穴

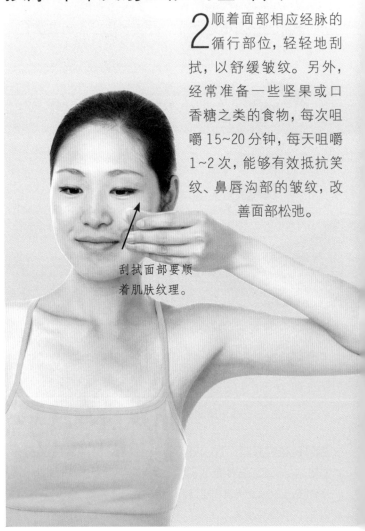

2 顺着面部相应经脉的循行部位，轻轻地刮拭，以舒缓皱纹。另外，经常准备一些坚果或口香糖之类的食物，每次咀嚼 15~20 分钟，每天咀嚼 1~2 次，能够有效抵抗笑纹、鼻唇沟部的皱纹，改善面部松弛。

刮拭面部要顺着肌肤纹理。

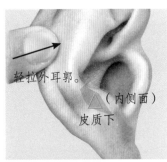

轻拉外耳郭。

（内侧面）
皮质下

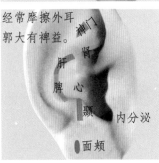

经常摩擦外耳郭大有裨益。

神门
肾
肝
脾 心
颞
内分泌
面颊

1 用双手手指指腹依次按摩耳部的神门、心、内分泌、皮质下、肾、肝、脾、颞、面颊等反射区，或每次挑选 3~5 个反射区，多多益善。

不同部位皱纹，按摩穴位不同

力度与次数

1 额头：取阳白穴、头维穴、上星穴等，用拇指从上向下推按。

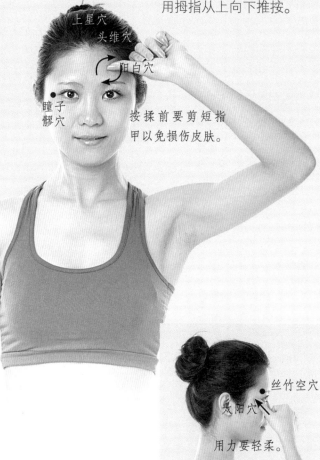

上星穴
头维穴
阳白穴
瞳子髎穴

按揉前要剪短指甲以免损伤皮肤。

- 每天按摩额头皱纹 1 次，力度宜轻。

- 每天推按眼角鱼尾纹 1 次，力度适中。

- 最好隔天按摩嘴角笑纹 1 次，力度稍重。

- 每天按摩下颏纹 1 次，力度稍轻。

- 最好隔天按摩眉心纹 1 次，力度适中。

丝竹空穴
太阳穴

用力要轻柔。

2 眼角：用拇指按摩瞳子髎穴、丝竹空穴、太阳穴，后沿着皱纹的方向从内向外推按。

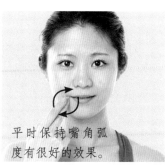

平时保持嘴角弧度有很好的效果。

3 嘴角：用手指按摩地仓穴，然后用指腹轻轻向后上方推抹嘴角皱纹。

颊车穴
承浆穴

按摩至肌肉微酸即可。

4 下颏：用手指指腹依次按摩承浆穴、颊车穴，每个穴位 3~5 分钟。

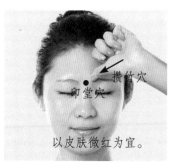

攒竹穴
印堂穴

以皮肤微红为宜。

5 眉心：用手指依次按摩攒竹穴、印堂穴，后用拇指同时推抹两侧山根。

脾气虚弱也会造成面部水肿

中医上讲，脾气运化体内的水湿，脾失健运则体内水钠存留，后引发水肿。

• 一般水液到达胃肠后，由脾上输于肺，肺将其清中之清的部分散布于全身，清中之浊的部分由肺下输于肾。经肾阳蒸化后，浊中之清的部分再上输于肺，浊中之浊的部分经过膀胱排出体外，从而维持人体水液代谢的平衡。

• 如果肾气虚的话，不能气化或蒸腾水液，导致膀胱的气化失常，就会致使水液内储，滞留体内，形成水肿。如果肺失去通调的作用，水液不能向上输布，就不能宣发到身体其他部位；水液不能向下沉降，就无法转化成代谢废物，就会潴留体内，也会形成水肿。

消除面部水肿 温补脾气

女性经常水肿主要与脾气不足有关系。脾气能运化身体里面的水湿。一旦脾气不足，脾胃在运化水湿的过程中就会无力，呈现一种疲软的状态。水湿停聚不化，就会发生水肿。轻者眼睑、腿脚处水肿，重者全身都会发生水肿，所以温补脾气是首要。

六款消除面部水肿的食谱

水肿患者一定要保持低盐饮食。因为身体要自动保持水钠的平衡，体内水分与盐分浓度成正比。身体里的盐多了，水就会多，血容量就会多，这样就会增加心肾的负担。水肿患者肾气不足，此时就一定要减少肾的负荷。

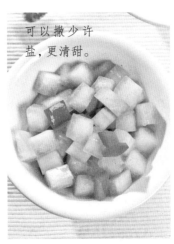

可以撒少许盐，更清甜。

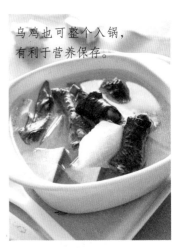

乌鸡也可整个入锅，有利于营养保存。

1. 凉拌西瓜皮　取西瓜皮200克，甜椒10克，红糖少许。将西瓜皮去掉绿皮和红色瓜肉，只剩白色部分，切成小块；甜椒切丁。将两者搅拌均匀，撒上少许红糖，放入冰箱冷藏1小时，甜丝丝的凉拌西瓜皮就可以吃了。西瓜皮是非常好的排水利尿食物，能够清热消水肿。

2. 冬瓜乌鸡汤　取乌鸡1只，冬瓜300克。将乌鸡洗净切块，下入沸水中汆去血沫；冬瓜去瓤，连皮切大块。将所有材料一起放入砂锅中，加水，大火煲10分钟，改小火再煲3小时，调味即成。此汤可以补脾利水。本法适合于脾虚血亏引起的水肿。

3. 黑豆糯米粥 取黑豆 30 克，糯米 60 克。将黑豆洗净，与淘洗干净的糯米一同放入锅中，加适量水，熬煮成稠粥即成。

糯米不易消化，要少食用。

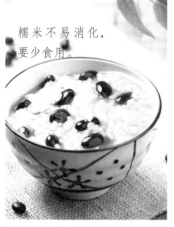

4. 当归黄芪鲫鱼汤 取鲫鱼 500 克，黄芪、当归各 40 克，炒枳壳 15 克。鲫鱼与黄芪、当归、炒枳壳一起放入砂锅，加水，小火炖至鱼烂熟，调味。

挑去药材，食用鱼肉，饮汤。

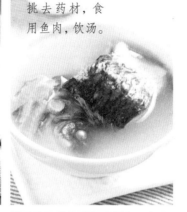

久炖熟烂更易消化。

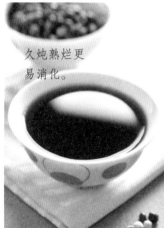

5. 薏米红豆姜汤 取薏米 50 克，红豆 25 克，姜 1 块。全部洗净，姜切片。全部放入砂锅，加水煮至薏米、红豆熟烂。

6. 蘑菇瘦肉豆腐羹 蘑菇洗净切开，猪瘦肉、胡萝卜洗净切片，豆腐切块。香油烧热，加葱花、姜末爆香，放猪瘦肉、蘑菇翻炒，加盐、鲜汤，放豆腐、胡萝卜，淀粉勾芡即可。

胡萝卜久炖熟烂更易入味。

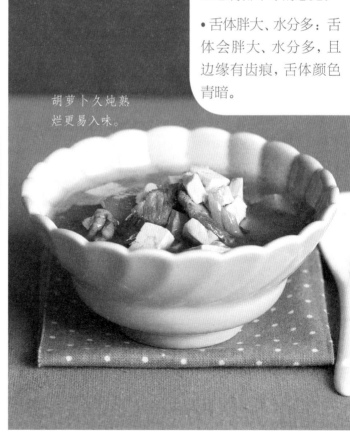

我是脾虚 才导致水肿的吗？

脾虚从以下特点辨认：

• 头发黄软：脾虚者，头发会出现黄软、稀疏、分叉、脱落现象。

• 手掌颜色偏白：手掌偏白或晦暗，光泽度差，且有手脚冰凉现象。

• 大便不成形：大便颜色发青，溏软不成形，且总有排不净的感觉。

• 舌体胖大、水分多：舌体会胖大、水分多，且边缘有齿痕，舌体颜色青暗。

时间与次数

- 早晚各按摩四白穴 1 次，每次 1 分钟。
- 每次敲打胆经 15~20 分钟，每天 2 次。
- 每天睡前按摩淋巴，每次 3~5 分钟。

两个消肿的小妙招

睡觉时垫高枕头，可避免水分积聚于面部或眼部。起床后喝杯黑咖啡，会帮助你在早上短短时间内排出多余的水分，因为咖啡有利尿和刺激肠胃蠕动的功能。如果喝咖啡会心悸，可改喝优酪乳或温牛奶，也可达到同样的效果。

两手的食指或中指指端分别在两颊四白穴上缓慢按揉，力度适中，不要急于求成、用力过猛，这样对皮肤不利。依次做顺时针、逆时针按揉，进行 1 分钟。能促进肌肉收缩，消除面部水肿。

敲胆经加按摩淋巴结

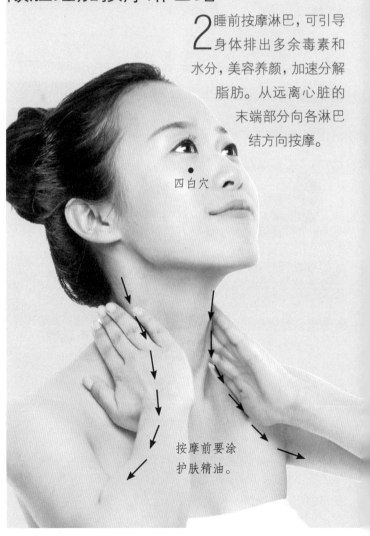

2 睡前按摩淋巴，可引导身体排出多余毒素和水分，美容养颜，加速分解脂肪。从远离心脏的末端部分向各淋巴结方向按摩。

四白穴

按摩前要涂护肤精油。

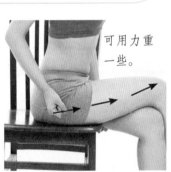

可用力重一些。

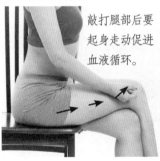

敲打腿部后要起身走动促进血液循环。

1 坐位，伸直双腿，用拳头捶大腿两侧。从大腿外侧根部一直敲到膝盖。翘腿时记住两条腿都要敲，可以先敲一条腿再敲另一条腿。

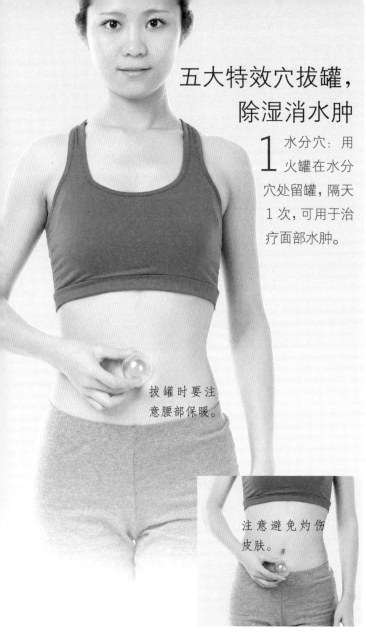

五大特效穴拔罐，除湿消水肿

1 水分穴：用火罐在水分穴处留罐，隔天1次，可用于治疗面部水肿。

拔罐时要注意腰部保暖。

注意避免灼伤皮肤。

时间与次数

- 在水分穴处拔罐5~10分钟，隔天1次。

- 在气海穴处拔罐10~15分钟，隔天1次。

- 在脾俞穴处拔罐5~10分钟，隔天1次。

- 在阴陵泉穴处拔罐10~15分钟，隔天1次。

- 在三阴交穴处拔罐5~10分钟，隔天1次。

2 气海穴：用火罐在气海穴留罐，隔天1次，可用于治疗水肿、水谷不化等症。

留罐5~10分钟即可。

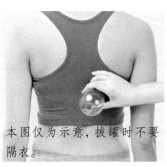

本图仅为示意，拔罐时不要隔衣。

3 脾俞穴：用火罐在脾俞穴处留罐，适用于一般脾虚水肿的患者。

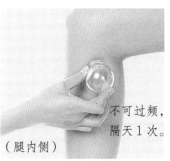

不可过频，隔天1次。

（腿内侧）

4 阴陵泉穴：用火罐在阴陵泉穴处留罐，可治疗脾虚引起的面部水肿。

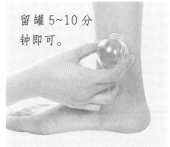

5 三阴交穴：用火罐在三阴交穴处留罐，可用于治疗气虚引起的水肿。

脾阴不足导致嘴唇无血色

中医上讲"口唇者，脾之官也""脾开窍于口"，就是说脾有问题会表现在嘴唇上。

• 一般来说，脾胃很好的人，其嘴唇红润、干湿适度、润滑有光。

• 如果一个人的嘴唇干燥、脱皮、无血色，说明其脾胃不好。中医还有这样的说法，"脾主四肢肌肉""脾其华在唇四白"。就是说，假如你脾气不足，四肢肌肉就会感到疲乏，浑身没劲，嘴唇周围的颜色淡白无华。

嘴唇无血色、干燥 滋阴清热是关键

脾胃湿热会导致口干舌燥，嘴唇也会发紧，甚至干裂。中医认为唇为脾所主，脾胃湿热、脾阴不足，会导致热气上蒸，就会口干舌燥。脾喜欢燥，不喜欢湿，可通过食疗来改善这一症状，滋阴清热，清除体内的热邪。

六款滋阴清热的食谱

脾胃湿热，会造成脾内有火，火气过旺影响体内水液代谢，导致水湿内停，就是一般所说的水肿，或者水分不足。水分不足的情况下，就会出现口干、口渴等症状。再严重一点甚至会发生口唇干裂、出血的现象。

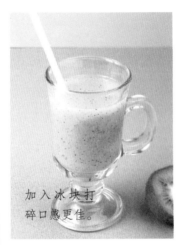

加入冰块打碎口感更佳。

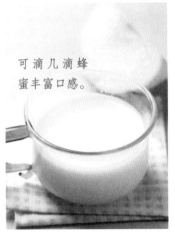

可滴几滴蜂蜜丰富口感。

1. 黄瓜猕猴桃汁 取200克黄瓜洗净，去籽，留皮切成小块，30克猕猴桃去皮，切块，一起放入榨汁机，加凉开水搅拌，加入蜂蜜调味即可，于餐前1小时饮用。黄瓜性味甘凉，能清热解毒、利水，而猕猴桃性味甘酸偏寒，能解热止渴，合用有滋润口唇的功效。

2. 三汁饮 取甘蔗1段，雪梨半个，牛奶1小杯。先将甘蔗去皮，切成小段；雪梨去皮，切成小块。将准备好的材料一起放入榨汁机榨汁。倒出汁液，兑入牛奶搅拌均匀即可饮用。每次饮用1小杯即可，每天可饮用2次，有助于清除体内的湿热。

3. 赤芍粥　取 6 克赤芍、100克粳米。赤芍洗净放入砂锅，加水，先大火煮沸，再小火煎20 分钟。将粳米加水煮熟，倒入赤芍汁，煮沸即可。

4. 冰糖雪梨炖银耳　银耳泡发洗净，撕小朵。加冰糖，炖至糖化。雪梨去皮切小块，倒入锅中，炖 15 分钟。加枸杞、红枣关火。

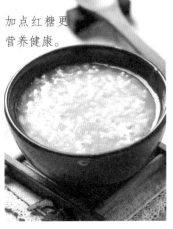

加点红糖更营养健康。

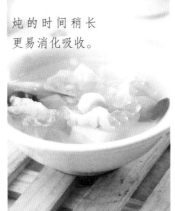

炖的时间稍长更易消化吸收。

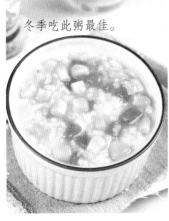

冬季吃此粥最佳。

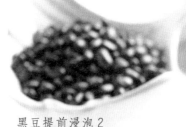

黑豆提前浸泡 2小时更易熟烂。

5. 胡萝卜粥　胡萝卜 1 根，洗净，切丁，用油煸炒。50克粳米与水煮成粥底。粥快熟时加入炒好的胡萝卜和玉米粒稍煮片刻，即可食用。

6. 黑豆雪梨汤　黑豆 30 克，雪梨 1 个，将雪梨去皮切片，加水和黑豆一起放在锅内，先用大火煮开，再用小火煮烂。

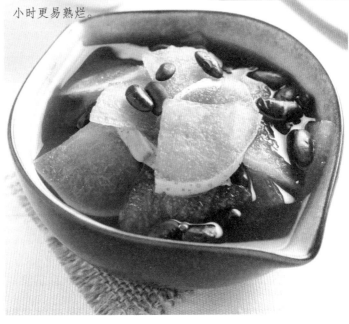

我是脾虚导致的口唇无血色吗？

脾虚从以下特点辨认：

• **总爱叹气**：有人爱叹气，这是脾虚表现，脾气亏虚，提气不足，就要用叹气来舒解。

• **经血暗淡**：女性脾气虚，经期时经血暗淡有血块。

• **少言懒语**：总会感到很累，很不想说话。

• **面色晦暗**：面部皮肤无血色，多偏黄无光泽，不够滋润，眼睛有血丝。

时间与次数

- 蜂蜜涂嘴唇早晚各 1 次，每次 15 分钟。

- 酸奶涂嘴唇早晚皆可，每周 2 次。

- 揉肚脐 5 分钟，每天 1~2 次。

- 每天饭后慢走 30 分钟。

治疗唇干无血色的小偏方

取 1 勺蜂蜜、1 勺牛奶混合搅匀，用棉签蘸涂嘴唇。15 分钟后洗净，连续涂 1 周后，嘴唇会有红润的光泽，蜂蜜含有大量的糖分，分子比较小，易吸收，用来滋养双唇，可以更快速地帮助唇部恢复柔润。

用喝剩的酸奶，只要一点就可以，再加 2 滴柠檬汁搅拌，然后用棉签均匀涂抹在嘴唇上，用保鲜膜将嘴唇包好，大概 15 分钟后用水洗净即可。

揉肚脐加饭后运动

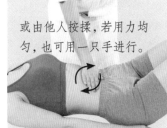

平时要注意腹部保暖。

或由他人按揉，若用力均匀，也可用一只手进行。

1 揉肚脐。一手掌心或掌根贴脐部，另一手按手背，顺时针方向旋转揉动，每次约 5 分钟，每天 1~2 次。

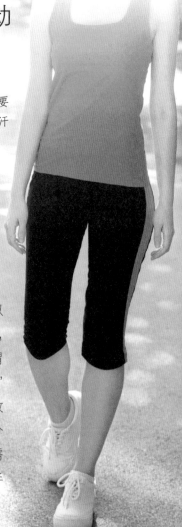

天凉时户外散步要注意保暖，不可出汗后受冷风。

2 饭后慢慢走。中医有"以动助脾"的养生观念，饭后散步有助于增强脾胃功能、促进消化。但"饭后"并非指吃完饭立刻就开始散步，而是要休息至少 10 分钟再进行，若吃得过饱则需适当延长休息时间。饭后半小时内不能做剧烈运动。

按摩口周穴位，改善口唇无色

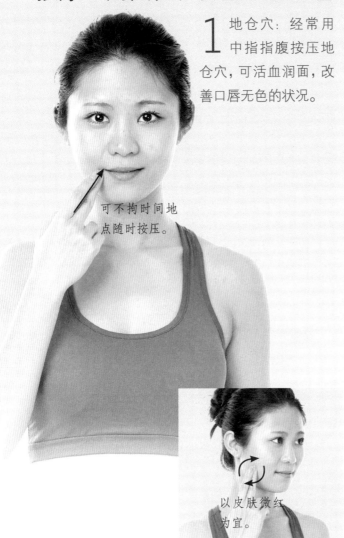

1 地仓穴：经常用中指指腹按压地仓穴，可活血润面，改善口唇无色的状况。

可不拘时间地点随时按压。

- 每天按摩地仓穴 1 次，力度宜轻。

- 每天按揉颊车穴 1 次，力度适中。

- 最好隔天按摩下关穴 1 次，力度稍重。

- 每天按摩承浆穴 1 次，力度稍轻。

- 最好每天按摩廉泉穴 1 次，力度适中。

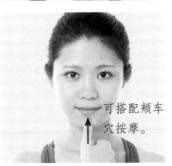

以皮肤微红为宜。

2 颊车穴：用中指指腹轻轻按揉颊车穴，可以收紧肌肤，活血养颜，改善口唇干燥的症状。

可配合眼保健操一起按揉。

可搭配颊车穴按摩。

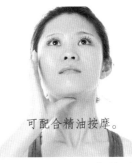

可配合精油按摩。

3 下关穴：用中指指腹按压下关穴 3 分钟，可使面色红润，口唇有光泽。

4 承浆穴：用手指按摩承浆穴，还可搭配颊车穴按摩，每个穴位 3~5 分钟。

5 廉泉穴：用拇指指腹点揉廉泉穴，用力要轻且均匀。对口唇干燥有疗效。

面色苍白，气色不好有脾虚的原因

中医认为，脾统血，血虚则无力，气血不足，会导致面色苍白。

• 很多女性朋友脸色不好，这不仅影响面容，还会影响工作。专家提醒，脸色不好，可能是心、脾、肝有病症或气血不足造成的。

• 正是因为"脾统血""脾主生血"的缘故，由于气血不足导致的面色苍白，就应该补益脾气及时调理，才能从根本上改善气色。

面色苍白 健脾去寒

每个女性都希望自己的肌肤能白皙、红润、富有弹性，其实做到这点不难，健脾补血，把脾脏养好就可以了。脾乃"后天之本"，是气血生化之源，所谓"脾主中州"，是说脾就像运转的石磨，使吃进的食物化为水谷精气，运送到全身。脾胃功能健康，气血才能旺盛，肌肤才会更润泽。

六款健脾食谱养出好气色

日常饮食习惯对脾脏的健康影响也很大，吃适合自己体质的食物才能养出好气色。脾不好的人，吸收就会不好。脾脏功能较弱的人往往会食欲不振，同时伴有面容憔悴、口唇燥裂甚至是糜烂、唇形萎缩等症状。脾脏气血不足，面颊也就会苍白无血色。

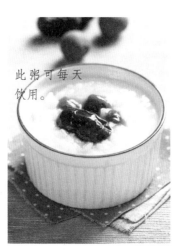

此粥可每天饮用。

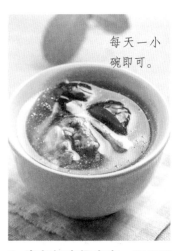

每天一小碗即可。

1. 桂圆红枣粥 取桂圆 5 颗去壳备用，红枣 5 枚，将其洗净，去核。另取粳米 100 克淘洗干净。将准备好的材料一起放到电饭煲中煮粥，熬煮 40 分钟至粥熟即可食用。桂圆肉入心脾两经，能补益心脾，滋养气血，适合面色苍白、倦怠乏力的患者食用。

2. 当归红枣煲牛肉 取 200 克当归洗净，入砂锅，大火煮沸，改小火熬煮，取汁；200 克牛肉洗净，切块；红枣 3 枚洗净，去核；适量姜洗净，切片。将备好的材料都放到砂锅中，大火煮沸。烹入料酒，小火煮熟，倒入药汁，再次煮沸，加适量的盐调味即可食用，益气补血效果很好。

3. 当归黄芪土鸡汤　取土鸡1只，黄芪30克，当归20克，盐适量。土鸡斩块汆3分钟。所有材料入砂锅，加水大火煮沸转小火煲2小时，加盐调味。

4. 枸杞煲乌鸡　50克黑芝麻炒香，4枚红枣去核，15克枸杞备用，姜切片，乌鸡1只斩块略汆。所有材料加水大火煮沸转小火煲2小时，加盐调味。

我是脾虚
导致的面色苍白吗？

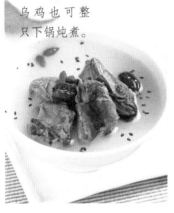

乌鸡也可整只下锅炖煮。

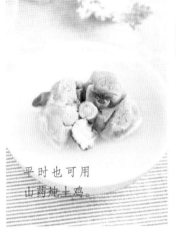

平时也可用山药炖土鸡。

脾虚从以下特点辨认：

• 舌苔淡白：一般脾气虚舌头会浅淡，边缘有齿痕，舌苔薄白，舌胖大。

• 经血暗淡：女性脾气虚，经期时经血会呈现暗淡且伴有血块。

• 少言懒语：总会感到很累，说话像说不动一样，很不想说话。

• 面色晦暗：皮肤没有血色，偏黄色无光泽，不够滋润，眼睛时常伴有血丝。

山楂健脾祛湿，平时可适当食用。

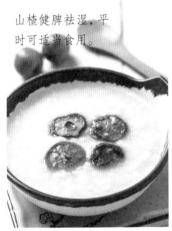

火候不可过大，否则猪瘦肉易老。

5. 山楂粥　粳米50克洗净，红糖30克备用。山楂10克洗净，入锅内加水，大火烧沸。转小火煮30分钟，去渣留汁，入粳米、红糖煮成粥。

6. 黄花菜蒸瘦肉　200克猪瘦肉、50克黄花菜洗净，猪瘦肉切丝，加酱油、盐、豆粉、葱丝搅匀，加精汤，入蒸锅，隔水蒸熟。

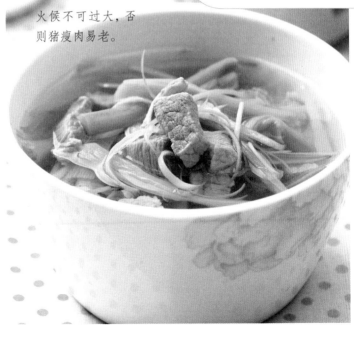

- 早晚皆可喝红枣桂圆茶，每周2次。

- 按摩耳部反射区3~5分钟，每天1次。

- 每次贴敷涌泉穴3小时，每天1次。

红枣桂圆茶，改善面色苍白

有些女性气血不好，身体消瘦，畏寒，经常手脚冰凉，吃点凉的就胃痛、腹泻，可用温补食物来补阳气、助气血。红枣桂圆茶中的红枣能益气补血；桂圆有温补作用，能使身体暖起来。

做法：红枣3枚洗净，去核，撕小块，桂圆5颗去壳，冰糖适量。将准备好的材料放入汤煲，加适量水，大火煮沸，改小火炖煮30分钟左右，加适量冰糖调味即可。此茶既可补血滋阴，又能补阳暖身，女性朋友可经常饮用。

按摩耳部反射区加贴敷涌泉穴

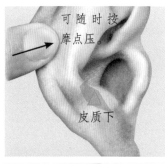

可随时按摩点压。

皮质下

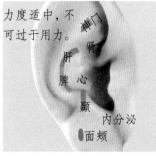

力度适中，不可过于用力。

神门
肝 肾
脾 心
颞
内分泌
面颊

1 用手指指腹依次按摩耳部神门、心、内分泌、皮质下、肾、肝、脾、颞、面颊等反射区，时间和次数不限，每次任选3~5个，随时随地进行。

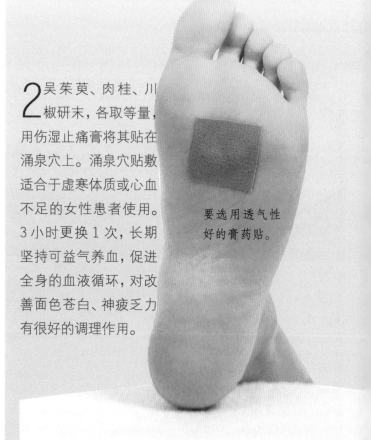

2 吴茱萸、肉桂、川椒研末，各取等量，用伤湿止痛膏将其贴在涌泉穴上。涌泉穴贴敷适合于虚寒体质或心血不足的女性患者使用。3小时更换1次，长期坚持可益气养血，促进全身的血液循环，对改善面色苍白、神疲乏力有很好的调理作用。

要选用透气性好的膏药贴。

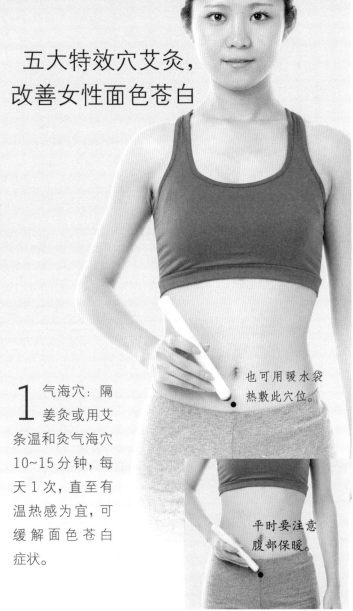

五大特效穴艾灸，改善女性面色苍白

力度与次数

- 每天灸气海穴 1 次，10~15 分钟。
- 每天灸关元穴 1 次，10~15 分钟。
- 每天灸中脘穴 1 次，10~15 分钟。
- 每天灸太渊穴 1 次，10~15 分钟。
- 每天灸血海穴 1 次，10~15 分钟。

1 气海穴：隔姜灸或用艾条温和灸气海穴 10~15 分钟，每天 1 次，直至有温热感为宜，可缓解面色苍白症状。

也可用暖水袋热敷此穴位。

平时要注意腹部保暖。

2 关元穴：用艾条温和灸关元穴，常灸可增进血液循环，促使气血流通。

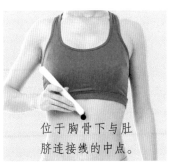

位于胸骨下与肚脐连接线的中点。

3 中脘穴：用艾条温和灸中脘穴，以皮肤发红发热为度，用于治疗面色苍白。

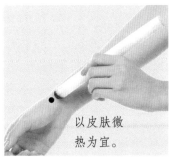

以皮肤微热为宜。

4 太渊穴：用艾条温和灸太渊穴，距皮肤 3~5 厘米，可改善气血运行不畅。

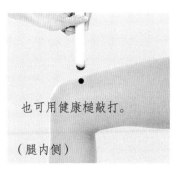

也可用健康槌敲打。

（腿内侧）

5 血海穴：用艾条温和灸血海穴，可益血活血，促进血液循环，改善面色苍白。

脾胃有火是导致口臭的一个原因

中医上讲，湿邪不利于脾胃气机的升降，脾气不升，胃气不降，则易导致口臭。

• 火热之邪的性质就是向上发散的，胃经入齿，这就会使一些胃火旺盛的人会有口苦、口臭，或者口中发腻、干渴的症状。

• 口臭主要是胃的功能被湿热所抑制，阳明燥火亢盛的结果。由于部分胃气下降的功能被抑制，就会形成不同程度的胃气上逆现象。胃气上逆，就会将胃中的胃酸逆向流入口腔，于是胃酸就形成了口臭。

口臭 疏肝健脾

肝脾不和，脾胃之气循行不畅，胃气上逆就会导致口臭。湿热上冲口腔也是原因之一。日常在饮食上要有节制，另外，要疏肝健脾、清利湿热，从而使口气清新起来。口臭者饮食要相对清淡，避免吃生冷、刺激性食物，多喝水，多食蔬菜水果，保持充足睡眠。

六款健脾去火食谱除口臭

口臭是指人在呼吸或者讲话的时候，由口腔散发出一种恶性臭味。在现代文明社会，文明礼节越来越重要了，所以如果你有口臭，那么治疗就刻不容缓了。你是否因为和人讲话被指出口臭而觉得尴尬，或者敏感地觉得别人在和你讲话的时候都捂住鼻子。下面介绍六款食谱帮你快速除口臭。

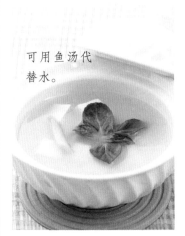

可用鱼汤代替水。

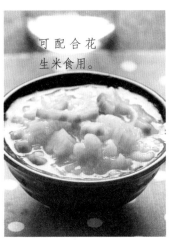

可配合花生米食用。

1. 薄荷豆腐汤 取鲜薄荷 20 克，豆腐 200 克，香油和盐各适量。先将鲜薄荷洗净，豆腐切块。鲜薄荷和豆腐放入砂锅中，加入适量水，先开大火煮沸后再转小火煲 20 分钟。加盐调味，淋上香油即可。此汤主要的功效是疏风散热、消除口臭。

2. 芹菜苦瓜粥 取芹菜、苦瓜各 40 克，粳米 100 克，盐适量。将芹菜洗净切小丁，苦瓜洗净切片。锅中放入粳米和适量水，大火烧沸后改小火。待粥煮熟时，放芹菜和苦瓜，小火煮至粥熟烂，加盐调味即可。此粥的主要功效是清热滋阴去火、轻身减肥、去口臭。

3. **莲藕冰糖水** 取莲藕1段，冰糖、枸杞各适量。莲藕去皮，洗净，切小块，枸杞洗净。将莲藕、枸杞放入榨汁机榨汁。放入冰糖调味。

4. **粳米莴笋粥** 取粳米100克，莴笋250克，盐、香油各适量。莴笋去皮切小块，连同粳米放入砂锅，加水大火煮沸，改小火煮熟，放盐、香油调味。

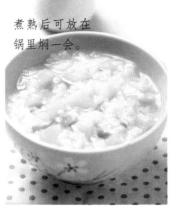

煮熟后可放在锅里焖一会。

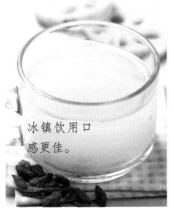

冰镇饮用口感更佳。

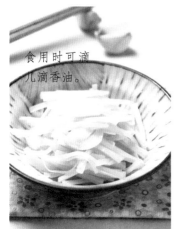

食用时可滴几滴香油。

5. **清炒莴笋** 莴笋1根，大蒜2瓣，盐适量。莴笋切细丝，大蒜切片。蒜片、莴笋入锅翻炒，放少量水，加盐炒匀。

6. **凉拌芹菜花生** 取芹菜500克，花生米50克泡30分钟。香油、盐、醋、蒜末各适量。芹菜切长节，焯一下过凉。花生米略焯，将调料放入拌匀。

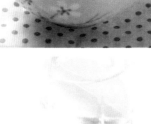

撒一点黑胡椒粉更入味。

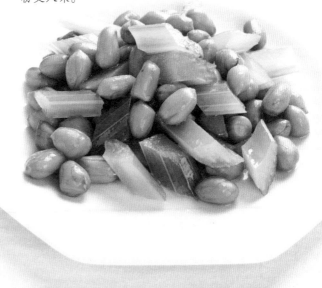

我是**脾虚**导致的口臭吗？

脾虚从以下特点辨认：

• 总想喝凉水：喝凉水才解渴，但每次喝水量不多，易口干。

• 舌有齿痕：舌多瘦小，舌中央有齿痕，像地面缺水时呈现的龟裂现象。

• 眼睛见红血丝：早起发现眼睛不够水灵，眼角时常会出现红血丝。

• 口唇有裂痕：口唇偏干、易脱皮、干裂或口唇内颜色鲜艳。

时间与次数

- 晚饭后饮用薄荷茶，每天 1 次。

- 每次按摩脾经上的穴位 15~20 分钟，每天 1 次。

- 每天按摩手、足部反射区各 3 分钟，每天 2 次。

齿颊留香薄荷茶

用薄荷茶漱口，或饮用薄荷茶，能消除牙龈肿痛。薄荷茶可缓解紧张情绪、提神解郁、止咳。还有缓解感冒头痛、开胃助消化的作用。可消除胃胀气或消化不良，以舒解喉部不适，促进新陈代谢，除口臭，解酒醒酒。

做法：取 5 克鲜薄荷，先将鲜薄荷洗净，再用沸水冲泡 2~3 分钟，冷却后即可饮用。具有疏散风热、解郁解毒的作用。头痛目赤、咽喉肿痛、口疮、口臭、牙龈肿痛、风热瘙痒者，坚持每天 1 次可缓解肿痛。晚饭后饮用效果最佳。

按手、足部反射区加按摩脾经上的穴位

2 口气不佳的朋友可以经常按揉脾经上的穴位。比如：大都穴、太白穴、公孙穴、商丘穴、三阴交穴等，这些穴位有健脾利湿、兼调肝肾的效果。长期坚持，可改善肝、脾、肾的功能，缓解口臭的效果会更加显著。

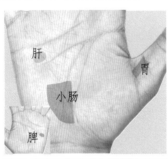

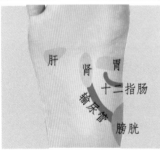

1 按摩手掌脾、胃、小肠、肝反射区，牙病引起口臭之人宜推按足背上颌、下颌（见 32 页）反射区；脏腑功能失调导致口臭之人宜推按足底肾、输尿管、膀胱、胃、十二指肠、肝等反射区。

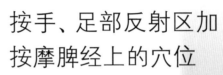

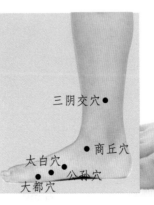

平时注意保持足部温暖。

五大特效穴，有效除口臭

1 劳宫穴：用艾条温和灸劳宫穴 5~20 分钟，每天 1 次，可用于治疗吐血、口舌生疮、口臭等症。

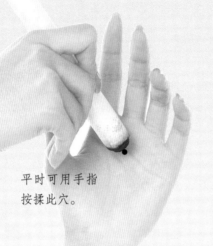

平时可用手指按揉此穴。

力度与次数

- 每天艾灸劳宫穴 1 次，每次 5~20 分钟。

- 隔天刮拭大陵穴 1 次，每次 3~5 分钟。

- 隔天拔肩井穴 1 次，每次 5~10 分钟。

- 每天艾灸内庭穴 1 次，每次 5~20 分钟。

- 每天按摩天突穴 1 次，每次 1~2 分钟。

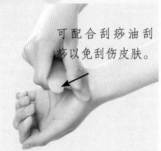

可配合刮痧油刮痧以免刮伤皮肤。

2 大陵穴：用刮痧板刮拭大陵穴 3~5 分钟，隔天 1 次，可用于治疗癫狂、口臭、呕吐等。

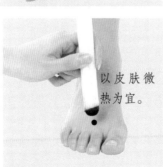

拔完罐要注意肩部保暖。

3 肩井穴：用火罐在肩井穴留罐 5~10 分钟，隔天 1 次，可治疗口腔有关疾病。

以皮肤微热为宜。

4 内庭穴：灸内庭穴 5~20 分钟，每天 1 次，可治疗鼻出血、口腔溃疡、口臭等。

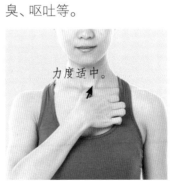

力度适中。

5 天突穴：用拇指指腹慢慢按压天突穴 1~2 分钟，可润肺化痰、去除口臭。

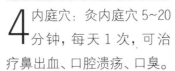

脾气不足是导致头发干枯、易断的一个原因

中医上讲，"脾主生血、肾其华在发"，也就是说，头发的健康和脾肾、气血及人的身体健康有着千丝万缕的联系。

• 很多女性喜欢经常改变发型，经常去理发店，偶尔自己还用直发器拉伸头发。这样做很容易导致头发干枯、一拉就断、没有弹性，严重的还会脱发。

• 要想永久保持一头美丽的乌发，要注重内在脾胃的调理。中医上说，"发为血之余，血盛则发润，血亏则发枯"，从里着手补益脾胃，才能从根源上解救头发于"水火之中"。

头发干枯、易断 调补脾胃是关键

中医常说"女子以血为本"，显然气血充盈对女性至关重要。当失眠、生理周期不正常等现象出现时，往往是气血亏虚所导致。如何调养气血因人而异。总体来讲，调补脾胃是关键。中医认为，脾为后天之本，是气血产生的源泉。如果脾胃虚弱，即使补充了再多营养物质，也难以吸收利用。

六款改善头发干枯、易断的食谱

多吃养血健脾食物，像红枣、桂圆、桑椹、枸杞、海鱼。海鱼富含烟酸，可扩张毛细血管，增强微循环，使气血畅达，使头发乌黑强韧。肾主黑，黑色食品对补肾很好，像黑芝麻、黑豆、黑米。

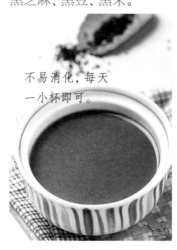

不易消化，每天一小杯即可。

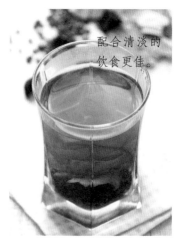

配合清淡的饮食更佳。

1. 黑芝麻糊 取黑芝麻、山药各 30 克，糯米粉 10 克。将黑芝麻炒熟，打成粉末状。糯米粉炒至微黄。山药蒸熟去皮，捣成泥状。将黑芝麻、糯米粉和山药混匀，加适量水和成糊状即可。主要功效是补肾精、益肝血，给予头发充足的营养，从而防止头发脱落且使头发乌黑柔顺。

2. 首乌荷叶茶 取何首乌 30 克，荷叶 20 克。将何首乌、荷叶洗净，加水共煎汤，弃渣取汁，代茶常饮。主要功效是益肾、生发、乌发，适用于头发脱落、白发，伴有滋补肝肾、益精明目、和血润燥、泽肤悦颜、培元乌发等功效。

3. 茯苓茶 取茯苓60克，打碎，加水适量，煎汤代茶饮。此汤可利湿健脾，辅助治疗脱发等。

4. 玫瑰薄荷茶 取玫瑰花瓣5克，柠檬1片，白砂糖30克。取杯放入玫瑰花瓣，用热水冲开，加入白糖。最后放入柠檬片即成。

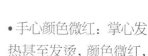

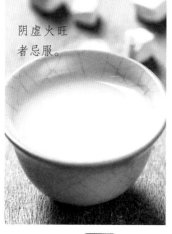

阴虚火旺者忌服。

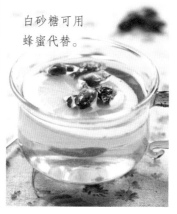

白砂糖可用蜂蜜代替。

脾虚从以下特点辨认：

• **手心颜色微红：**掌心发热甚至发烫，颜色微红，掌形和指形欠饱满，手掌也很容易发生裂纹。

• **舌有齿痕：**舌多瘦小，舌中央有齿痕，像地面缺水时呈现的龟裂现象。

• **眼睛见红血丝：**早起发现眼睛不够水灵，眼角时常会出现红血丝。

• **口唇有裂痕：**一般情况口唇偏干、易脱皮、干裂或口唇内颜色鲜艳。

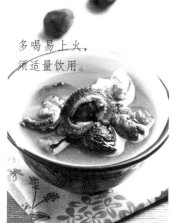

多喝易上火，须适量饮用。

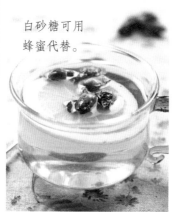

切勿加姜片。

5. 首乌海参汤 鸡肉250克，何首乌20克，桂圆5颗，海参1只。海参浸软切片，将所有材料加水煮开，小火煲熟。

6. 莲子黑豆羊肉汤 莲子肉30克，黑豆60克，陈皮10克，羊肉500克，盐适量。黑豆炒裂，莲子肉保留红棕色莲子衣，羊肉切块。所有材料加水煮沸，改中火煲3小时加盐。

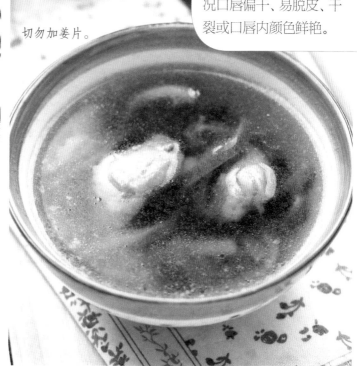

时间与次数

- 侧柏叶加桑根白皮煎汁洗头早晚皆可，每周2次。

- 按摩头背部穴位各3~5分钟，每天2次。

- 按摩足部反射区3~5分钟，每天1次。

侧柏叶加桑根白皮煎汁洗头

头发枯黄干燥、易折断，表示发质已经受损，归因于平日营养不良，或者头发组织受到破坏，令头发的水分和蛋白质流失。要令它立刻"起死回生"，当然要立刻"施肥"，补充养料。侧柏叶能凉血止血，生发乌发，最合适不过了。

做法：侧柏叶加桑根白皮，先浸后煮。常用此汁洗头，能防脱发，还会使干枯发、黄头发恢复润泽。还可用桑叶、侧柏叶、苦丁茶各10克，熬成药水后洗头，2~3天就能生新发，再添加2~3片姜，可使头发乌黑亮泽。

常按头背部穴位加按摩足部反射区

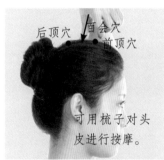

后顶穴　百会穴　前顶穴

可用梳子对头皮进行按摩。

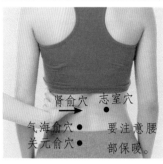

肾俞穴　志室穴
气海俞穴
关元俞穴
要注意腰部保暖。

1 按摩百会穴、前顶穴、后顶穴、肾俞穴、志室穴、关元俞穴、气海俞穴、关元穴、气海穴（见21页）、照海穴（见93页）等，手法轻柔，每次任选3~5个，每穴按摩3~5分钟。

2 用食指指关节对双足足掌第2跖骨下端与第3跖骨下端关节处的肾反射区反复推按即可。还可用拇指的指腹对反右足足掌第4、第5跖骨上端的肝反射区（见32页）反复推按即可。需长期坚持，效果显著。

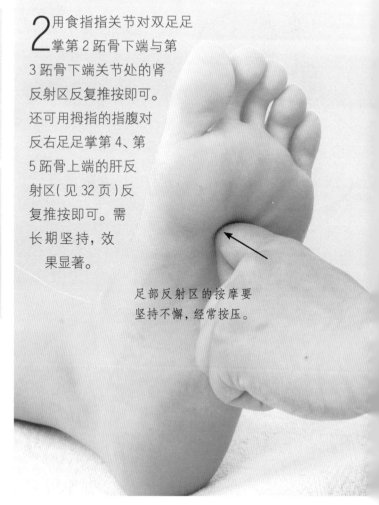

足部反射区的按摩要坚持不懈，经常按压。

推拿按摩有诀窍，长期坚持方有效

操作时动作轻柔，不要损伤头皮。

1 指梳头发：两手五指微屈，以十指指端从前发际起，经头顶向后发际推进。反复操作20~40下。

力度与次数

- 每天指梳头发20~40下。
- 每天按压头皮2~3分钟。
- 每天提拉头发3~5分钟。
- 每天"干洗"头发5~10分钟。
- 最好每天拍打头皮3~5分钟。

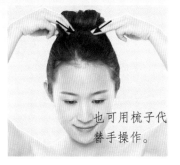

也可用梳子代替手操作。

2 按压头皮：两手手指指端从额前开始，沿头部正中按压头皮至枕后发际，再按压头顶两侧头皮，直至整个头部。每次按压2~3分钟。

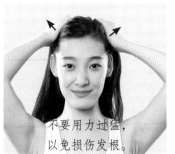

不要用力过猛，以免损伤发根。

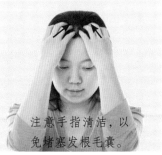

注意手指清洁，以免堵塞发根毛囊。

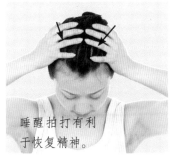

睡醒拍打有利于恢复精神。

3 提拉头发：两手抓满头发，轻轻用力向上提拉，直至都提拉一次，每次3~5分钟。

4 "干洗"头发：用两手手指摩擦整个头部的头发，像洗头一样，每次5~10分钟。

5 拍打头皮：双手四指分开，轻轻拍打整个头部的头皮，每次3~5分钟。

脾胃虚弱是导致口腔溃疡的一个重要原因

中医认为，脾开窍于口，口腔黏膜色泽、味觉、活动功能都和脾有关。

• 中医认为，有的人脾气不足，脾的运化能力下降，营养物质无法上升，口腔失去滋养，就会出现口腔溃疡。

• 平时多忧思恼怒，嗜好烟、酒、咖啡，过食肥甘厚腻，都会导致脾胃积热，上冲到口腔，就会引发口腔溃疡。所以易患口腔溃疡的人，口腔全靠脾气养，养生需从健脾入手。

口腔溃疡 从健脾入手

很多人出现口腔溃疡就盲目地用药，治疗效果不好倒是其次，最重要的是误用、滥用药物会损伤人体免疫能力，影响脾胃的功能，造成消化不良、腹泻、手脚冰凉等虚寒症状。对于脾胃湿热引起的口腔溃疡首先要从健脾入手，食疗是最好的治疗方式。

六款补脾利水食谱治疗溃疡

湿者水也，最容易阻遏阳气。因此为了预防脾胃为水湿困阻，导致气机不畅而发生口腔溃疡，除了饮食要清淡，少食膏粱厚味、过咸之品，以防滋生痰湿、引发水钠潴留；还可食用一些诸如茯苓、冬瓜皮、红豆、薏米、玉米须、白扁豆、鲤鱼等药食两用之品。

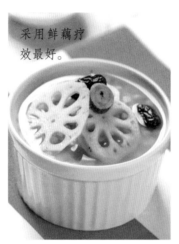

采用鲜藕疗效最好。

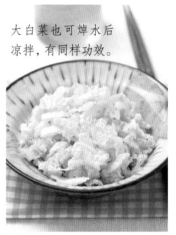

大白菜也可焯水后凉拌，有同样功效。

1. 甘麦枣藕汤 取小麦 50 克，甘草 20 克，红枣 10 枚，莲藕 300 克，备用。将莲藕去皮，去节，洗净，切成片待用。再将小麦、甘草分别洗净，放入锅中，加水煮至将熟，加入莲藕和红枣煮熟即成。有疏肝健脾之作用，对脾胃湿热引起的口腔溃疡很有效。

2. 清炒大白菜 取大白菜、油、蒜末、盐各适量备用。先将大白菜洗净，切丝。炒锅置火上，锅热后放入适量油，油热后投入蒜末，再放入大白菜，煸炒出香味，加适量盐调味即可食用。大白菜能起到养胃生津、除烦解渴的作用，湿热一除，口腔溃疡便能得到改善。

3. 苦参防风粥 取苦参 5 克，防风 10 克，粳米 100 克。苦参和防风煎煮去渣留汁，同粳米一起放入锅内，用大火煮开后用小火煮半小时。

4. 生地青梅饮 取生地黄 15 克，石斛 10 克，甘草 2 克，青梅 30 克。生地黄、石斛、甘草、青梅一起放入砂锅，加水，大火煮沸后小火熬煮 20 分钟。

可调入蜂蜜食用。

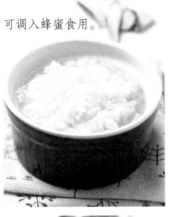

可用纱布滤掉药渣。

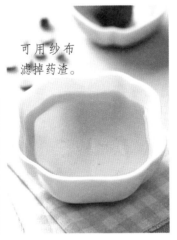

我是脾虚导致的口腔溃疡吗？

脾虚从以下特点辨认：

• 口唇干裂：一般情况口唇偏干、易脱皮、干裂或口唇内颜色鲜艳。

• 总想喝凉水：喝凉水才解渴，但每次喝水量不多，易口干，不爱多喝水。

• 舌有齿痕：舌多瘦小，舌中央有齿痕，像地面缺水时呈现的龟裂现象。

• 眼睛见红血丝：每天早起会发现眼睛不够水灵，眼角时常会出现红血丝。

此粥非常适合盛夏食用。

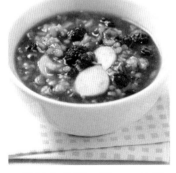

5. 桑椹山药绿豆粥 取桑椹、山药各 30 克，沙参 15 克，绿豆 25 克，粳米 50 克，白糖适量。山药去皮，沙参用纱布包好，所有材料共置锅内，加水煮粥，加白糖调味。

6. 苦参酸枣茶 苦参、酸枣各 10 克，冰糖适量。苦参、酸枣洗净，加水煎汤，加冰糖调味。

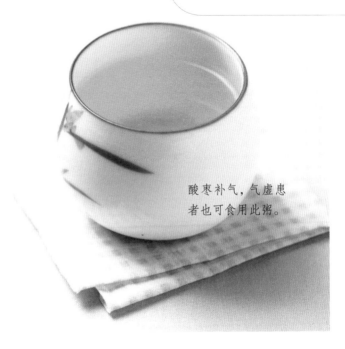

酸枣补气，气虚患者也可食用此粥。

时间与次数

- 早晚皆可喝二根麦冬茶，每周 2 次。

- 每次按摩口周穴位 3~5 个，每个穴位 3~5 分钟，每天 2 次。

- 每天涂药汁 2 次。

二根麦冬茶，告别口腔溃疡

芦根入阳明胃经，能清热生津、降气止呕、生津止渴、利尿，可清除脾胃之火；白茅根能清热、凉血；麦冬养阴清热，能治疗阴虚内热或热病伤津、心烦口渴。三者同用可以加强清热去火的功效，缓解由胃火引起的口腔溃疡。

做法：取芦根、白茅根、麦冬各 10 克。开水冲泡，代茶饮。可清除胃火，缓解胃火引起的口腔溃疡。还可取莲子心 3 克，黄芪 5 克，沸水冲泡，频饮。莲子心和黄芪要一天一换，对于脾经湿热的实证口腔溃疡患者尤为见效。

按口周穴位加药物点涂患处

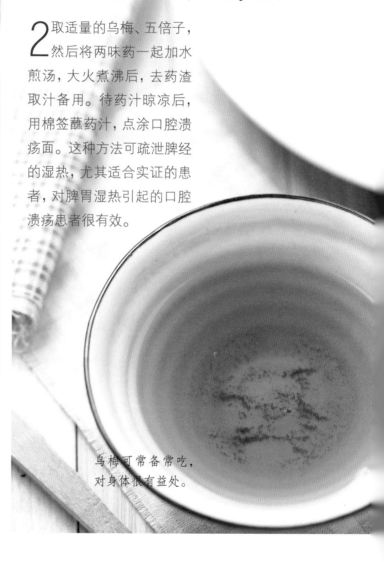

2 取适量的乌梅、五倍子，然后将两味药一起加水煎汤，大火煮沸后，去药渣取汁备用。待药汁晾凉后，用棉签蘸药汁，点涂口腔溃疡面。这种方法可疏泄脾经的湿热，尤其适合实证的患者，对脾胃湿热引起的口腔溃疡患者很有效。

乌梅可常备常吃，对身体很有益处。

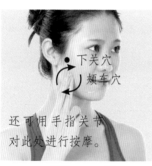

下关穴
颊车穴

还可用手指关节对此处进行按摩。

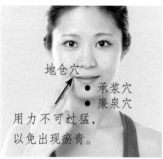

地仓穴
承浆穴
廉泉穴

用力不可过猛，以免出现瘀青。

1 用手指指腹依次按摩地仓穴、颊车穴、下关穴、承浆穴、廉泉穴，每次任选 3~5 个穴位，每个穴位 3~5 分钟，直至皮肤微微发红、发热为度。

五大特效穴，专治口腔溃疡

1 行间穴：用艾条温和灸行间穴 5~20 分钟，每天 1 次，可治疗口腔溃疡、牙痛等症状。

至皮肤微红即可。

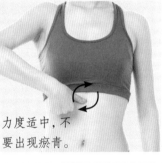

力度适中，不要出现瘀青。

2 巨阙穴：用拇指指腹按揉巨阙穴，有酸痛感为宜，每次 1~3 分钟。可有效改善口腔溃疡。

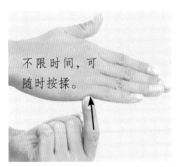

不限时间，可随时按揉。

3 前谷穴：口腔溃疡时，每天用食指垂直下压前谷穴，每次按压 1~3 分钟。

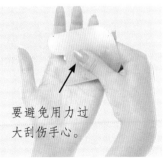

要避免用力过大刮伤手心。

4 劳宫穴：用刮痧板刮拭劳宫穴，每天 1 次，能疏解心经上的实邪和火热。

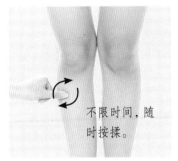

不限时间，随时按揉。

5 足三里穴：用拇指指腹按揉足三里穴，有酸痛感为宜，每次 1~3 分钟。

时间与次数

- 艾灸行间穴 5~20 分钟，每天 1 次。

- 按摩巨阙穴 1~3 分钟，每天 2 次。

- 按压前谷穴 1~3 分钟，每天 2 次。

- 刮拭劳宫穴 3~5 分钟，每天 1 次。

- 按揉足三里穴 1~3 分钟，每天 2 次。

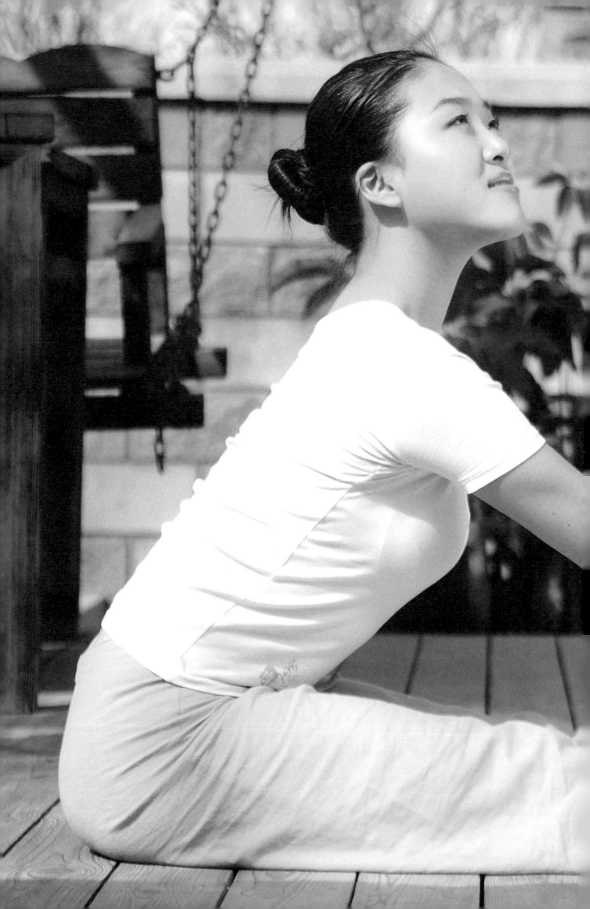

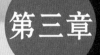

第三章

百病从脾治，
健康养脾更年轻

　　人体的所有营养都来源于脾胃的消化功能，如果人的脾胃功能逐渐下降，营养吸收功能就会受到影响。营养供应不足，免疫功能降低、紊乱，就会加快衰老，滋生疾病。经常会看到这样一些人，她们很瘦，吃什么东西都不会胖。其实她们并不都是瘦人体质，之所以会很瘦，是因为他们的脾胃出现了问题，吃的东西都消化不了。吃点东西就会胃胀不消化，容易腹泻或者是便秘，所以要想把这些小病治好，根本上还要从脾入手。

脾虚也是导致胸部发育不良、过小的一个重要原因

中医认为，女性胸部扁平、发育不良多是因为脾虚的缘故。

• 压力大、常郁闷的女性，容易招来乳腺疾病。如果经常生气紧张，对于身体正处于快速发育的青春期女生来说，会影响乳房的发育，致使胸部发育不良。

• 脾气虚弱、气血不足，就会导致内分泌失调，抑制雌激素的分泌。雌激素分泌不足，就会导致乳房比较小或下垂、变软。

胸部发育不良、过小 健脾补虚

中医中，女人由于气血充足，冲脉散于胸中，于是乳房就会发育生长。因为气是血的动力，带着血往上走。女人青春期发育时，血气充足，乳房开始发育。脾气虚会导致胸小，所以最直接、最根本的办法就是健脾补气血。

六款治疗胸部发育不良食谱

有专家表示，女性发育不良、平胸或胸小、乳房下垂是很常见的情况，这和中国女性普遍脾气虚弱有直接的关系。所以女孩子想要丰胸，首先要多吃一些健脾的食物，比如木瓜、红枣、荔枝、人参、花生、银耳等。平常再搭配淋浴按摩、精油按摩效果更佳。

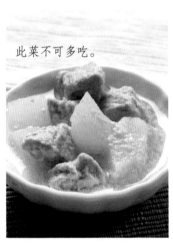

此菜不可多吃。

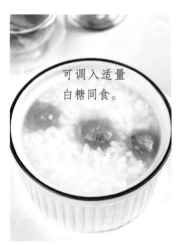

可调入适量白糖同食。

1. 豆浆炖羊肉　将500克羊肉洗净切块，用开水氽一下。将150克淮山药切块。向炒锅中倒入适量的花生油，放入羊肉丁煸炒片刻，放入山药块、姜片，加入500毫升豆浆及适量水炖煮约2小时，调入盐即成。可补充雌激素、抗衰老，起到丰胸的效果。

2. 荔枝粥　取荔枝肉15枚，莲子、淮山药各150克，瘦肉250克，粳米100克。将上述材料分别洗净，瘦肉切丁，淮山药切成块。再将肉丁、山药块与荔枝肉、莲子、粳米一并入锅加水，熬煮30分钟，至粳米软烂。此款粥具有生津止渴、补脾益血的功效。

3. 花生红枣汤 取花生 100 克，红枣 5 枚，花生温水泡半小时。红枣泡发，与花生同放铝锅内，倒入泡花生的水，加水，小火煎半小时，加红糖。

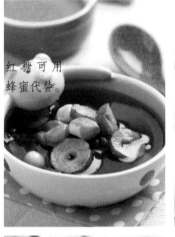

红糖可用蜂蜜代替。

4. 人参莲子汤 取人参 5 克，莲子 20 克，冰糖 10 克备用。将上述材料一并入锅加适量的水，炖 1~2 个小时即成，可隔天吃 1 次。

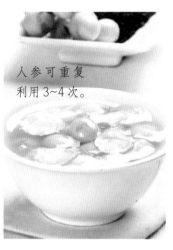

人参可重复利用 3~4 次。

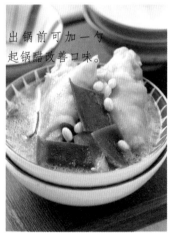

出锅前可加一勺起锅醋改善口味。

5. 黄豆海带猪蹄汤 200 克海带泡发切块，猪蹄 1 只略焯，150 克黄豆浸泡，所有材料放入砂锅加水炖熟烂。

6. 木瓜银耳甜汤 25 克银耳泡发，20 克枸杞微泡，木瓜 1 个切小块。先将银耳加水煮开，改小火煮 50 分钟，加木瓜块、枸杞煮 10 分钟，加冰糖煮化。

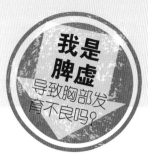

我是脾虚
导致胸部发育不良吗？

脾虚从以下特点辨认：

• 总爱叹气：爱叹气，往往是脾虚的表现，脾气亏虚，提气不足，就用大叹气来舒解。

• 说话声小：说话小声小气，语言低怯，胆子小。

• 恐高：脾气虚者一上稍高的地方就会害怕，爬不了山，登不了高楼。

• 爱出汗：脾虚者多偏胖或偏瘦，易疲劳，气短懒言，爱出汗，夏天温度稍高，鼻尖就冒汗。

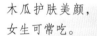

木瓜护肤美颜，女生可常吃。

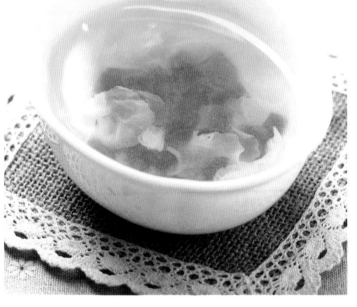

时间与次数

- 早晚皆可喝木瓜茶，每天 2 次。
- 每次按摩及热敷乳房 15~20 分钟，每天 2 次。
- 按摩胸（乳房）反射区 5~10 分钟，每天 2 次。

常吃木瓜，不再做"太平公主"

木瓜含有丰富的木瓜酵素，能丰胸、美肌、瘦身。木瓜酵素能刺激卵巢分泌雌激素，凸显女人特质。还含胡萝卜素和维生素 C，能抗氧化、排毒。

做法：取桂圆肉 3~6 颗，红枣 3 枚，木瓜 3~5 片，水 250 毫升。先将全部材料置于锅内，待煮沸后即可饮用。还可以在以上材料的基础上，添加牛奶、茶包（其量的多少依个人喜好添加）冲泡饮用，木瓜、红枣、牛奶都有助于胸部的发育，搭配一起食用，效果倍增。

热敷按摩加按胸（乳房）反射区

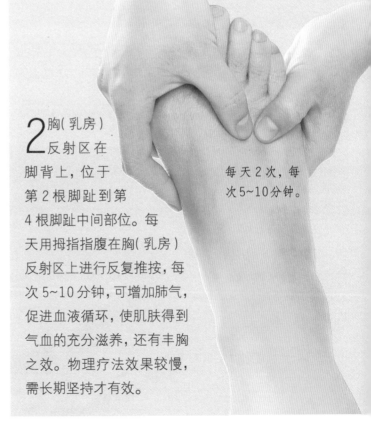

每天 2 次，每次 5~10 分钟

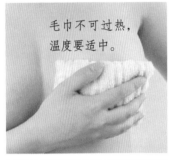

毛巾不可过热，温度要适中。

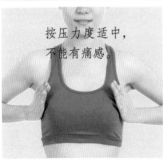

按压力度适中，不能有痛感。

1 睡前用热毛巾敷乳房 3~5 分钟；然后用手掌按摩，两侧向中间，每侧乳房按摩 20~50 下，每天 15 分钟，坚持 2~3 个月，有助于使胸部隆起。

2 胸（乳房）反射区在脚背上，位于第 2 根脚趾到第 4 根脚趾中间部位。每天用拇指指腹在胸（乳房）反射区上进行反复推按，每次 5~10 分钟，可增加肺气，促进血液循环，使肌肤得到气血的充分滋养，还有丰胸之效。物理疗法效果较慢，需长期坚持才有效。

五大特效穴常按，挽救胸部干瘪危机

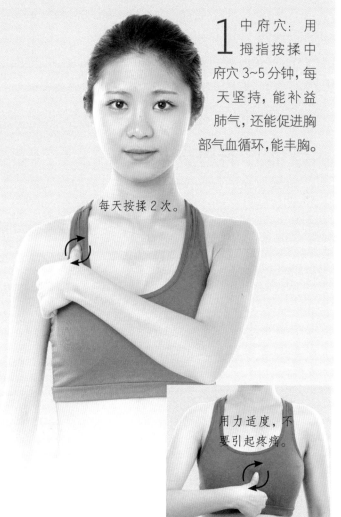

1 中府穴：用拇指按揉中府穴3~5分钟，每天坚持，能补益肺气，还能促进胸部气血循环，能丰胸。

每天按揉2次。

用力适度，不要引起疼痛。

2 膻中穴：用拇指指腹用力按揉膻中穴3~5分钟，每次按揉5秒，可通畅乳腺，使胸部变大。

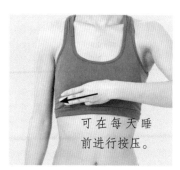

可在每天睡前进行按压。

3 乳根穴：用中间三指按压乳根穴，并做圈状按摩，可健胸。

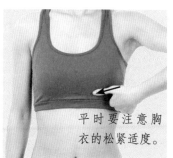

平时要注意胸衣的松紧适度。

4 期门穴：拇指指腹按压期门穴，并做圈状按摩。可促进胸部血液循环，丰胸。

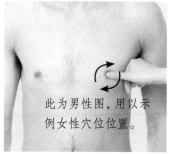

此为男性图，用以示例女性穴位位置。

5 乳中穴：拇指指腹按揉乳中穴，有酸痛感为宜，每次1~3分钟，可丰胸。

时间与次数

- 按揉中府穴3~5分钟，每天2次。

- 按揉膻中穴3~5分钟，每天2次。

- 按压乳根穴1~3分钟，每天2次。

- 按压期门穴3~5分钟，每天1次。

- 按揉乳中穴1~3分钟，每天2次。

脾胃气血不足、内有湿热是导致脾肿大的一个重要原因

中医上讲，脾为"后天之本"，生理功能为主运化、升清和统摄血液。

• 中医认为，脾统摄血液，脾气亏虚则不能统摄血液，一则血溢脉外，二则血积于脾内，致使脾肿大。

• 脾主运化，气血不足则生理功能在内外因作用下失常，致脾运化功能减退，出现食欲不振、少气懒言、面色苍白等气虚证。再进一步发展就会引发子宫下垂、脾肿大。

脾肿大 健脾补气血

在正常情况下，一般摸不到解剖学中的"脾"，若取仰卧位或侧卧位能摸到脾边缘，即认为脾肿大。中医认为，脾肿大与肝失所养、脾胃气血不足、内有湿热、气滞血瘀等原因皆有一定的关系。脾肿大的患者可通过健脾气补气血的方式来进行调理。

六款治疗脾肿大食谱

一般肝失所养，容易导致肝气不舒，进而使气滞血瘀。气血循行不畅，使脾失所养，就容易导致肿大。另外，经常熬夜、工作压力大也会导致肝血耗损过度。脾肿大往往还与肝脾不和有关。结合两方面原因，我们可通过健脾补气的食物来辅助治疗脾肿大。

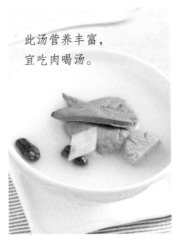

此汤营养丰富，宜吃肉喝汤。

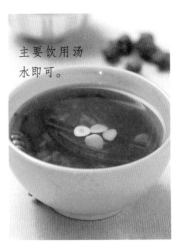

主要饮用汤水即可。

1. 胡萝卜猪肝汤 取胡萝卜1根，猪肝200克，红枣3枚，姜、盐、料酒各适量。将猪肝洗净，切片；红枣洗净；胡萝卜去皮，洗净，切块；姜洗净，去皮，切片。将准备好的材料放入砂锅中，加适量水，大火煮沸，加料酒，小火熬到熟烂，加适量盐调味即可食用。

2. 玫瑰花海带汤 取绿豆、海带各20克，玫瑰花6克，甜杏仁9克，红糖适量。将玫瑰花用纱布包好，与绿豆、海带同煮，绿豆、海带煮熟后去玫瑰花，加红糖搅拌均匀即可食用。每天1次，连服半个月。

3. **银耳红枣枸杞汤** 银耳30克，红枣6枚，枸杞适量。银耳泡发，撕小块。将所有材料放入砂锅，加水大火煮沸，小火煲1小时，也可加冰糖。

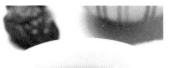

此羹炖煮黏稠更易吸收。

吃猪肝时不能服用酶制剂药类。

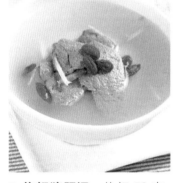

5. **枸杞猪肝汤** 枸杞50克，猪肝100克，盐、姜丝各适量。猪肝切片，将材料都放入砂锅，加水，大火煮沸，小火煲熟，加盐调味即可。

6. **黄花菜炖猪肉** 黄花菜、猪瘦肉各200克，盐适量。猪瘦肉切小块，和黄花菜放入锅中，加水炖熟烂后加盐。

4. **白术茯苓炖猪肚** 取炒白术20克，茯苓15克，猪肚250克，盐、姜末各适量。白术、茯苓煎煮2次取汁；猪肚切块煮熟，倒入药汁，入盐、姜末。

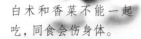

白术和香菜不能一起吃，同食会伤身体。

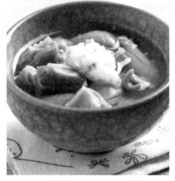

刚采摘的黄花菜有毒，不能食用。

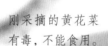

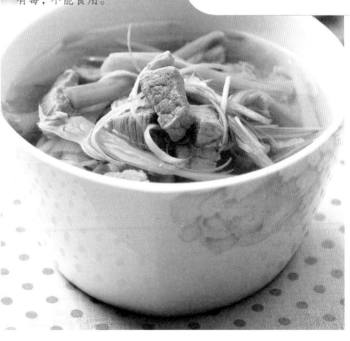

我是脾虚 导致的脾肿大吗？

脾虚从以下特点辨认：

• 头发黄软：脾虚者，头发时常出现黄软、稀疏、分叉甚至脱落现象。

• 手掌颜色偏白：手掌偏白或晦暗，光泽度差，且常出现手脚冰凉现象。

• 大便不成形：大便颜色发青，溏软不成形，且总有排不净的感觉。

• 舌体胖大、水分多：舌边缘有齿痕，舌体颜色较浅或青暗。

时间与次数

- 早晚皆可喝桃红四物汤，每周 2 次。

- 早晚皆可喝膈下逐瘀汤，每周 3 次。

- 按摩足部反射区 3~5 分钟，每天 2 次。

- 每 12 小时更换肚脐贴 1 次，每周 2 次。

两个小偏方治疗脾肿大

桃红四物汤：熟地黄 15 克，川芎 8 克，白芍 10 克，当归 12 克，桃仁 6 克，红花 4 克。水煎服，每天 1 剂。由四物汤加桃仁、红花组成，意在补血活血，适用于一切营血虚滞之患，着重培补脾胃消瘀化坚，快速治疗脾肿大。

膈下逐瘀汤：五灵脂、川芎、牡丹皮、赤芍、乌药、香附、枳壳各 6 克，延胡索 3 克，甘草、当归、桃仁、红花各 9 克。水煎服，每天 1 剂。用桃红四物汤活血化瘀，配以香附、枳壳、乌药理气止痛，为其配伍特点。

按足部反射区加贴敷脐部

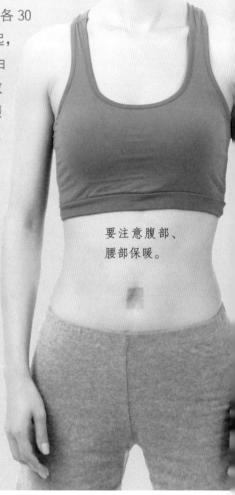

2 取阿魏、硼砂各 30 克，混合在一起，研成细末，再取白酒适量调和，贴敷脐中，再用纱布覆盖，布带捆扎固定。大约 12 小时更换 1 次，贴敷后尿量会增加。坚持贴敷，可缩肝脾、利尿消肿。

要注意腹部、腰部保暖。

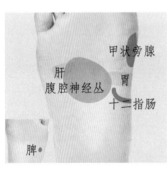

甲状旁腺
肝
腹腔神经丛
胃
十二指肠
脾

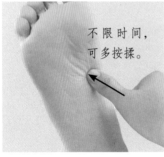

不限时间，可多按揉。

1 脾肿大患者可常对足上的胃、十二指肠、腹腔神经丛、甲状旁腺、肝、脾等反射区进行推按，每次 3~5 分钟，至反射区有酸胀麻感。

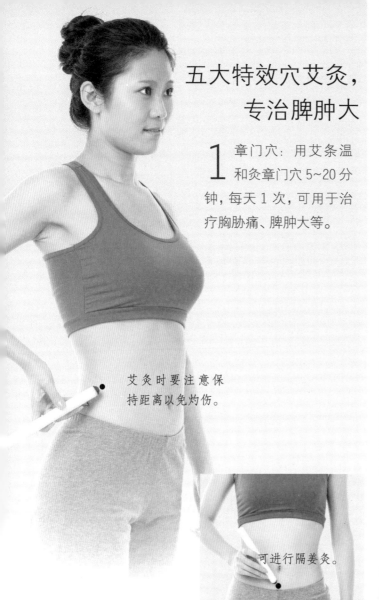

五大特效穴艾灸，专治脾肿大

1 章门穴：用艾条温和灸章门穴 5~20 分钟，每天 1 次，可用于治疗胸胁痛、脾肿大等。

艾灸时要注意保持距离以免灼伤。

可进行隔姜灸。

时间与次数

- 灸章门穴 5~20 分钟，每天 1 次。

- 灸气海穴 5~20 分钟，每天 1 次。

- 灸血海穴 5~20 分钟，每天 1 次。

- 灸脾俞穴 5~20 分钟，每天 1 次。

- 灸太冲穴 5~20 分钟，每天 1 次。

2 气海穴：用艾条温和灸气海穴 5~20 分钟，至发热为度，可用于治疗脾肿大。

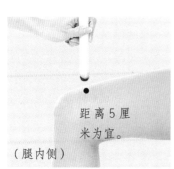

距离 5 厘米为宜。

（腿内侧）

3 血海穴：灸血海穴 5~20 分钟，每天 1 次，可健脾化湿、通经活络，治脾肿大。

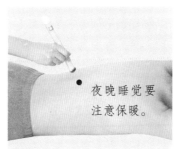

夜晚睡觉要注意保暖。

4 脾俞穴：灸脾俞穴 5~20 分钟，每天 1 次，可促进脾的运化功能，治脾肿大。

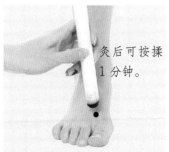

灸后可按揉 1 分钟。

5 太冲穴：灸太冲穴 5~20 分钟，每天 1 次，可用于治疗脾虚引起的脾肿大。

脾肾阳虚是导致乳腺增生的一个重要原因

中医认为，情志内伤、冲任失调、脾肾阳虚是乳腺增生重要的致病因素。

• 脾肾阳虚，痰湿内结，经脉阻塞而致乳房结块、疼痛，常伴有月经不调。

• 肝气郁结、情志不遂、久郁伤肝或受到精神刺激、急躁恼怒，导致肝气郁结，气机阻滞于乳房，就会经脉阻塞不通。不通则痛，引起乳房胀痛；肝气郁久化热，热灼津液为痰，气滞、痰凝、血瘀，就会形成乳房肿块。

• 冲任失调，因肝肾不足，冲任失调，致使气血淤滞而产生乳腺增生。

乳腺增生 补脾活血

乳腺增生与内分泌失调及精神、环境因素等有关，这些因素影响人体内雌激素比例的调节，导致分泌节律紊乱，进一步使乳腺导管和小叶在结构上发生退行性、增生性改变。中医认为情志内伤、冲任失调、脾肾阳虚是乳腺增生重要的致病因素，属中医学"乳癖""乳痞"范畴。所以目前治疗乳腺增生，首要通过健脾补阳气来进行调理。

六款治疗乳腺增生食谱

随着社会的发展，人们的生活及饮食习惯也随之改变，有时候这些改变也会带来一些疾病。近年来，越来越多的女性患有乳腺增生，对女性身体健康造成很大的危害，对女性的生活和工作也造成了很大影响。我们精选出适合乳腺增生患者食用的六款食谱。

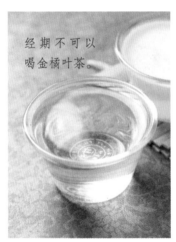

经期不可以喝金橘叶茶。

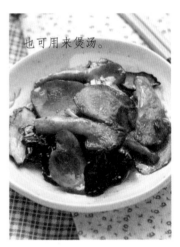

也可用来煲汤。

1. 金橘叶茶 将金橘叶30克洗净，晾干后切碎，放入砂锅，加水浸泡片刻，煎煮15分钟，用洁净纱布过滤，取汁放入容器中即成。可代茶饮。或当饮料，早晚分服。此法适合痰瘀型的乳腺增生患者。

2. 蘑菇炒木耳 蘑菇洗干净撕成小朵，入煮锅焯，木耳提前温水泡发好，入锅焯水。黄瓜、胡萝卜洗净切片。炒锅放油加热，葱、姜入锅煸香；蘑菇入锅，加蚝油翻炒；胡萝卜、木耳、黄瓜入锅翻炒；翻炒均匀即可出锅装盘。

3. 橘叶饮　取新鲜的橘叶 15 克，郁金 10 克，加适量水，浓煎 15~20 分钟后，去渣取汁。调和槐米，一起饮用，分早晚服 2 次。需要频频饮用。

4. 橘叶陈皮茶　先将新鲜橘叶 50 克择洗干净，与择去杂质的陈皮 50 克一起切碎，放入砂锅加水适量，中火煎煮 20 分钟，用洁净纱布过滤取汁。

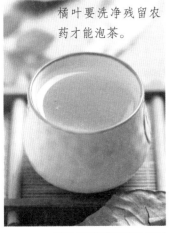

橘叶要洗净残留农药才能泡茶。

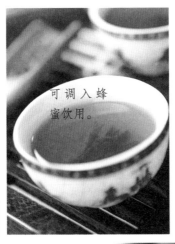

可调入蜂蜜饮用。

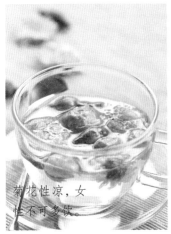

菊花性凉，女性不可多饮。

5. 菊花玫瑰茶　菊花 5 克，干玫瑰花 3 朵。用水冲洗，将其放入茶壶中，用沸水冲泡，盖盖 10 分钟后，代茶饮。

6. 青皮山楂木瓜粥　青皮 10 克，山楂 30 克，木瓜 1 个，粳米 100 克。山楂去籽，木瓜去皮，去籽，切块，与粳米、青皮一起，加水，熬煮成粥即可。

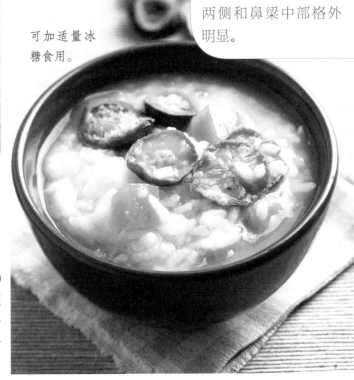

可加适量冰糖食用。

我是**脾虚**导致的乳腺增生吗？

脾虚从以下特点辨认：

• 长吁短叹：总是莫名其妙、不由自主地叹气。

• 舌体胖大：舌体两侧边缘呈暗红色，舌苔变黄，且舌体胖大有齿痕。

• 指缝间有缝隙：中指和无名指的指根变细、漏缝，且手掌绵软无力、弹性差、指尖有缝。

• 面色欠光泽：面色发青黄，欠光泽，额头两侧和鼻梁中部格外明显。

时间与次数

- 早晚皆可吃胡萝卜海带丝，每周 2 次。

- 刮乳腺投影区 3~5 分钟，每天 2 次。

- 外敷乳房 15~20 分钟，隔天 1 次。

胡萝卜海带丝，降低乳腺增生发病率

海带是一种大型的食用藻类，对于女性朋友来说，不仅可以美容、美发、瘦身，还能辅助治疗乳腺增生。有研究发现，海带之所以具有缓解乳腺增生的作用，是由于其含有丰富的碘，可促使卵巢滤泡黄体化，使内分泌得到调整，降低女性患乳腺增生的风险。

做法：海带 150 克，胡萝卜 50 克，蒜泥、醋、生抽、香油、盐各适量。海带泡发，切细丝，略焯，过凉沥干。胡萝卜切丝，焯烫 30 秒。放入调味料，拌匀即可。

刮乳腺投影区加药物外敷增生处

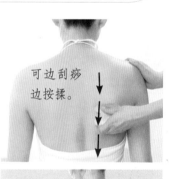

可边刮痧边按揉。

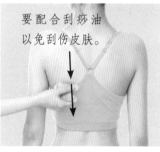

要配合刮痧油以免刮伤皮肤。

1 在乳腺投影区涂刮痧油，先后刮拭两侧。可用十字将其划分为四个区域，分别用面刮法从上向下刮拭；边刮拭边寻找疼痛、结节等阳性反应物，并重点刮拭阳性反应物区域。

2 取王不留行籽、柴胡各等份，研末；再取等量的三七粉。将三者混合后，用醋调和，加入少量的蛋清，敷上后，要用牛皮纸或纱布进行固定，外敷乳房。睡觉或休息的时候，就可以外敷，隔天进行 1 次。此法适合气滞型的乳腺增生患者。

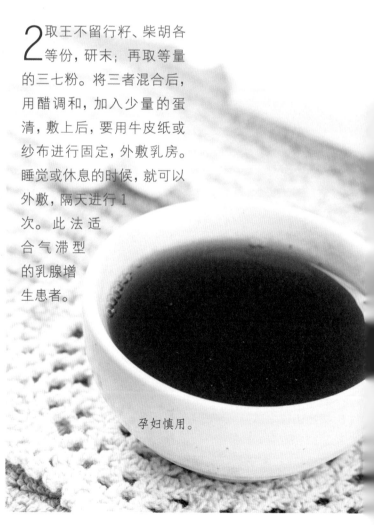

孕妇慎用。

精选五大特效穴位，治疗乳腺增生

1 摩擦天池穴：将双手掌搓热，轻轻按揉两侧乳房的外围，重点摩擦天池穴，每天按摩15分钟。

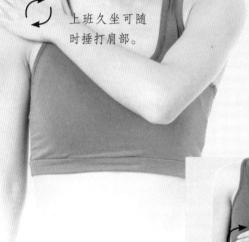

上班久坐可随时捶打肩部。

按揉时要端坐，放松身体。

时间与次数

- 按摩天池穴15分钟，每天1次。
- 按揉乳根穴3~5分钟，每天2次。
- 按揉期门穴1~3分钟，每天2次。
- 按揉太冲穴3~5分钟，每天1次。
- 按揉足临泣穴3~5分钟，每天1次。

2 按揉乳根穴：用中间三指指腹按揉乳根穴，按揉3~5分钟，每天坚持才有效。

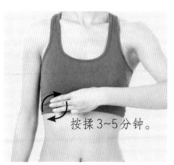

按揉3~5分钟。

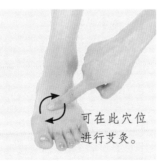

可在此穴位进行艾灸。

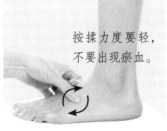

按揉力度要轻，不要出现瘀血。

3 按揉期门穴：中间三指指腹轻轻按揉期门穴，直至产生酸、胀、麻感为度。

4 按揉太冲穴：用食指指腹按揉太冲穴3~5分钟，每天1次，以皮肤发热为度。

5 按揉足临泣穴：用拇指指腹按揉足临泣穴3~5分钟，每天1次。

脾胃虚寒是导致月经不调的一个重要原因

中医上讲，月经不调与气血不足、内有寒气有很大的关系。

• 血瘀体质的主要证候是血行迟缓不畅，多半是因为情绪长期抑郁，或久居寒冷地区，以致脏腑功能失调所造成。

• 当血瘀滞于脏腑、经络某一局部时，则发生疼痛，痛有定处，得温而痛减不显，甚至形成肿块。此类型的人常面色晦暗，有红血丝、皮肤干燥、月经不调等症。

月经不调 健脾活血

血瘀体质的女性常会月经不调，甚至闭经，常见症状为：月经量时多时少、颜色深红或紫红，质稠或有块，伴心烦口渴，腰腹胀痛等症，这时就可根据患者自身体质的情况，通过健脾活血来进行对症调理。

六款缓解月经不调食谱

月经不调是女性普遍存在的问题。经常表现为月经周期或出血量的异常，或是月经前、经期时的腹痛。那么出现了月经不调的症状该怎么办呢？吃什么食物可以治疗月经不调呢？下面就精选出六款调理月经不调的食疗方，根据个人爱好，选取适合自己的方法进行调理。

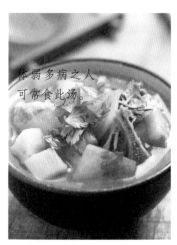

体弱多病之人可常食此汤。

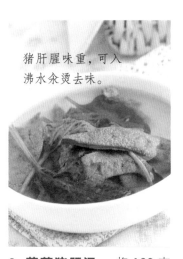

猪肝腥味重，可入沸水氽烫去味。

1. 冬瓜莲藕猪骨汤 取莲藕250克，冬瓜150克，猪骨500克，香菜10克。先将莲藕连节洗净，切小块；冬瓜洗净切块；香菜洗净；猪骨洗净，斩成小块。除香菜外一起放入砂锅内，加入水，大火煮沸后，改用小火煨煮3小时，加盐、香菜调味即可。

2. 菠菜猪肝汤 将100克菠菜择洗干净，去须根，用开水稍烫，捞出切段。将200克猪肝和150克猪瘦肉分别清洗干净，切片；姜去皮，洗净切片。锅中加水，先用猛火烧至水沸，然后放入姜、猪瘦肉片，待猪肉片熟后，再加猪肝片，猪肝熟后，放入菠菜、盐、香油即成。

3. **红枣核桃仁粥** 取红枣 6 枚，粳米 50 克，核桃仁 80 克。红枣、粳米浸泡 30 分钟，放入锅中，加水大火烧沸后改小火，放核桃仁，熬煮成粥。

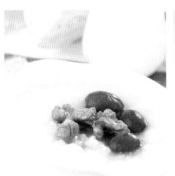

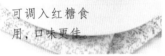
可调入红糖食用，口味更佳

4. **银耳滚猪肝汤** 25 克银耳泡发，30 克猪肝切片，姜切片。锅内加水烧开，加银耳、姜、红枣中火煲 1 小时，加猪肝待其熟透，加盐调味即可。

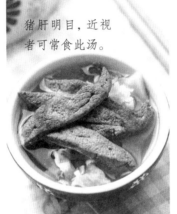
猪肝明目，近视者可常食此汤。

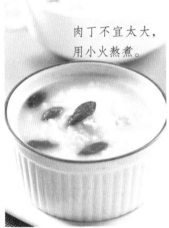
肉丁不宜太大，用小火熬煮。

5. **枸杞鸽肉粥** 取枸杞 10 克，白鸽肉 50 克，粳米 100 克，盐、香油各适量。白鸽肉剁泥，所有材料放入砂锅，加水，小火煨粥，加盐、香油。

6. **当归姜羊肉煲** 姜、当归各 25 克，羊肉 50 克切片。油热时放姜，再放羊肉片翻炒，加水煮沸，放当归，加盐。

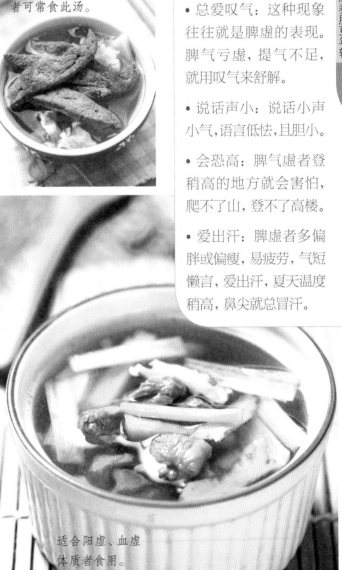
适合阳虚、血虚体质者食用。

脾虚从以下特点辨认：

• 总爱叹气：这种现象往往就是脾虚的表现。脾气亏虚，提气不足，就用叹气来舒解。

• 说话声小：说话小声小气，语言低怯，且胆小。

• 会恐高：脾气虚者登稍高的地方就会害怕，爬不了山，登不了高楼。

• 爱出汗：脾虚者多偏胖或偏瘦，易疲劳，气短懒言，爱出汗，夏天温度稍高，鼻尖就总冒汗。

时间与次数

• 早晚皆可喝月季花茶，每天 1 次。

• 早晚各喝 1 碗艾叶粥，每天 2 次。

• 每次贴敷肚脐 12 小时，每天 1 次。

• 每个穴位按摩 3~5 分钟，每天 2 次。

两个实用小偏方，快速缓解月经不调

月季花 3~5 朵，黄酒 10 毫升，冰糖适量。先将月季花洗净，加水 150 毫升，小火煎至 100 毫升，去渣，加冰糖及黄酒适量。每天 1 次，温服。本方具有行气活血的功效。适用于气滞血瘀所致的月经不调、闭经、痛经诸症。

干艾叶 15 克，粳米 50 克，红糖适量。干艾叶煎取浓汁去渣，与粳米、红糖加水煮至稠粥。月经过后 3 天服用，月经来前 3 天停。每天 2 次，早晚温热服。能温经止血，散寒止痛。适用于妇女虚寒性痛经、月经不调、小腹冷痛者。

按足部反射区加药物贴敷脐部

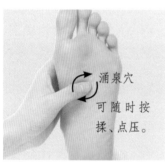

涌泉穴

可随时按揉、点压。

力度轻柔，不要按出瘀青。

三阴交穴

太溪穴
太冲穴 • 水泉穴
行间

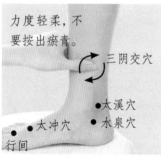

1 找到三阴交、太溪、太冲、涌泉、水泉、行间等穴，每穴按摩 3~5 分钟，可在此基础上加按小腿部穴位，选足三里（见 25 页）、地机（见 97 页）、血海（见 43 页）等穴各 3 分钟。

2 肉桂 10 克，吴茱萸、茴香各 20 克，将以上三种药材放入研钵中研细成粉末，分成 3 份。使用时用白酒或黄酒调成糊，热敷在脐部，用膏药贴固定。经前连续使用 3 天，每天 1 次。该药方比较简单，使用数次后，可缓解月经不调等各种症状。

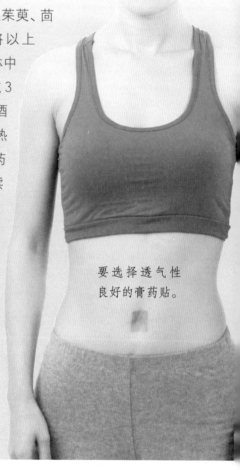

要选择透气性良好的膏药贴。

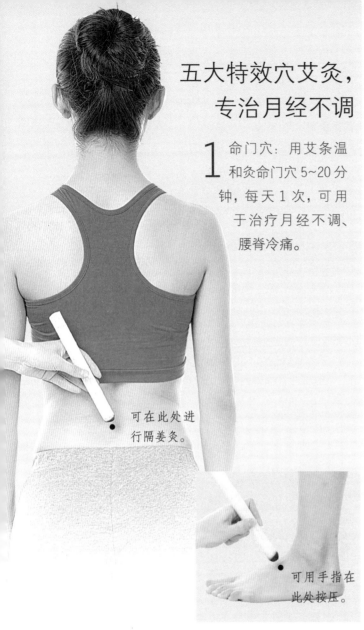

五大特效穴艾灸，专治月经不调

1 命门穴：用艾条温和灸命门穴 5~20 分钟，每天 1 次，可用于治疗月经不调、腰脊冷痛。

可在此处进行隔姜灸。

可用手指在此处按压。

时间与次数

- 灸命门穴 5~20 分钟，每天 1 次。

- 灸足临泣穴 5~20 分钟，每天 1 次。

- 灸照海穴 5~20 分钟，每天 2 次。

- 灸交信穴 5~20 分钟，每天 1 次。

- 灸三阴交穴 5~20 分钟，每天 2 次。

2 足临泣穴：用艾条温和灸足临泣穴 5~20 分钟，每天 1 次，可用于治疗月经不调、头痛。

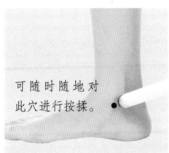

可随时随地对此穴进行按揉。

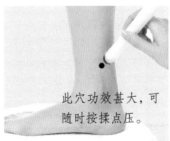

此穴功效甚大，可随时按揉点压。

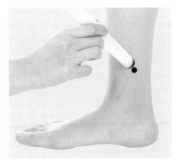

3 照海穴：用艾条灸照海穴 5~20 分钟，每天 2 次，可用于治疗月经不调、痛经。

4 交信穴：用艾条灸交信穴 5~20 分钟，每天 1 次，可用于治疗月经不调。

5 三阴交穴：用艾条灸三阴交穴 5~20 分钟，每天 2 次，可治月经不调、痛经等。

脾胃虚寒也是导致痛经的原因之一

中医认为，脾统血，体内有寒气往往气血运行不畅，从而引发痛经。

• 痛经的原因很多，脾胃虚弱、手脚冰凉、体内有湿的女性也会引起痛经。

• 若本身就脾胃虚寒，一吃凉的就不舒服，此种痛经需要补阳气；若舌头上有瘀斑，并且经血血块比较多，身体虚弱，经常生病，则与血瘀有关系，气血亏虚应健脾补血。

痛经 健脾补阳气

若是原本脾胃阳气不足，天气转凉，脾胃就容易受寒。脾胃受寒，寒主收引，则易发为胃痛。天气变凉，胃寒的女性朋友一定要注意防寒保暖。中医认为痛经与气血循环不畅有关系，所以想要治疗女性痛经，首要健脾补阳气，阳气足才能促进气血循环，从而使经期不痛。

六款缓解痛经食谱

痛经是很多女性遇到的烦恼问题，月经的几天经常感到没有心思工作，影响日常生活，严重的甚至会导致女性不孕。那么我们该如何缓解和治疗痛经呢？下面就为大家介绍 6 个治疗痛经的食疗方。

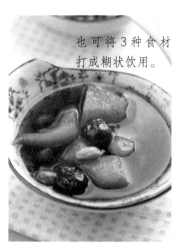

也可将 3 种食材打成糊状饮用。

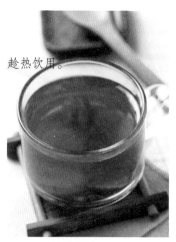

趁热饮用。

1. 木瓜花生红枣汤 取红枣 10 枚，木瓜 100 克，花生 50 克，红糖 30 克。先将木瓜、红枣、花生加适量水熬煮，待瓜熟透后，再加入红糖煮沸趁热饮服，每天 2 次。可温经散寒、活血止痛。适用于经前或经期小腹疼痛、得热痛减、行经量少等气滞血瘀型痛经。

2. 姜花椒红枣汤 取姜 20 克，花椒 9 克，红枣 10 枚。将上述材料全部放入砂锅中，水煎去药渣，加入红糖适量温服。月经前每天 1 次，连服 3 天。可温经散寒止痛。适用于寒凝气滞、经行不畅、色黯有块、畏寒肢冷型痛经。

3. 山楂桂枝红糖汤 取山楂肉 15 克，桂枝 5 克，红糖 50 克。山楂肉、桂枝一同放入砂锅内，加水，小火熬煮，最后加红糖，搅拌均匀，煮沸即可。

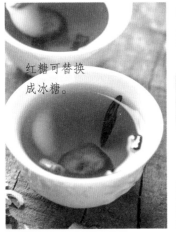

红糖可替换成冰糖。

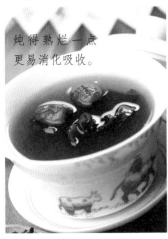

炖得熟烂一点更易消化吸收。

5. 木耳红枣饮 取木耳 30 克，红枣 20 枚。将木耳、红枣洗净。先将红枣去核，二味加水煮沸，去渣饮用。

6. 姜枣花椒汤 取姜 25 克，红枣 6 枚，花椒 100 克。姜切片，红枣去核，与花椒一起入砂锅中，加水，小火煎剩大半碗，去渣留汤，趁热饮用。

4. 山楂荷叶泽泻汤 取山楂、泽泻各 50 克，荷叶 10 克。将其一起放入锅中，加适量水同煎或炖，即可饮用。

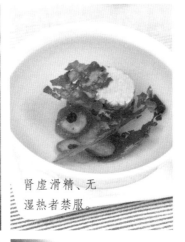

肾虚滑精、无湿热者禁服。

阴虚火旺之人忌食。

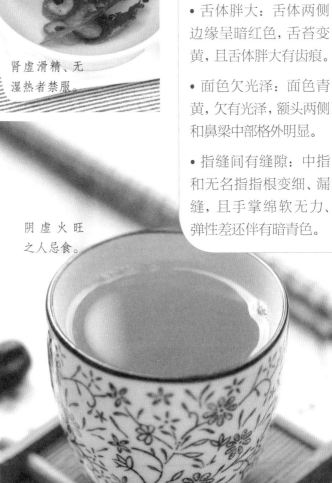

我是脾虚导致的痛经吗？

脾虚从以下特点辨认：

• **总爱叹气**：往往是脾虚的表现，脾气亏虚，提气不足，就会叹气。

• **舌体胖大**：舌体两侧边缘呈暗红色，舌苔变黄，且舌体胖大有齿痕。

• **面色欠光泽**：面色青黄，欠有光泽，额头两侧和鼻梁中部格外明显。

• **指缝间有缝隙**：中指和无名指指根变细、漏缝，且手掌绵软无力、弹性差还伴有暗青色。

时间与次数

- 喝红糖加蜂蜜水，代茶频饮。

- 痛经时，将蘸了酒精的棉球塞到两只耳朵里停留 5 分钟。

- 每次绕脐按揉 5~10 分钟，每天 2 次。

- 每次膀胱经上走罐 10~15 分钟，隔天 1 次。

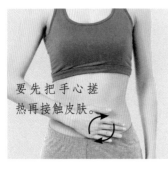

要先把手心搓热再接触皮肤。

1 将手掌掌心放在肚脐下，适当用力顺时针绕脐按揉 5~10 分钟，至腹部微微发热为佳。肚脐是神阙穴所在处，对其按揉能调理气血，使子宫卵巢得到充分滋养，气血能够通畅，从而缓解痛经。

两个实用小偏方，告别痛经烦恼

治疗痛经的方法有很多种。痛经时，最主要的是要做到腹部保暖。此时，我们可以吃一些黑巧克力，或者饮用红糖蜂蜜水。除此之外，还可以喝姜水、吃葡萄干，也能起到舒缓痛经的作用。

痛经时，我们可用医用棉球蘸一点酒精，把蘸了酒精的棉球塞到两只耳朵里，停留时间大概 5 分钟，可有效缓解疼痛。平常加强体育锻炼，增强自身的体魄。而且来月经的时候，要保持心身的平和舒畅，才能更好地缓解不适。

按摩脐周加膀胱经走罐

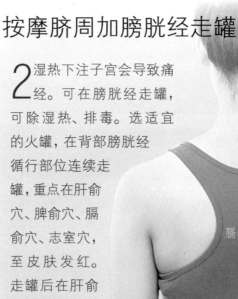

2 湿热下注子宫会导致痛经。可在膀胱经走罐，可除湿热、排毒。选适宜的火罐，在背部膀胱经循行部位连续走罐，重点在肝俞穴、脾俞穴、膈俞穴、志室穴，至皮肤发红。走罐后在肝俞穴、脾俞穴、膈俞穴、志室穴等处吸拔，留罐 10~15 分钟。

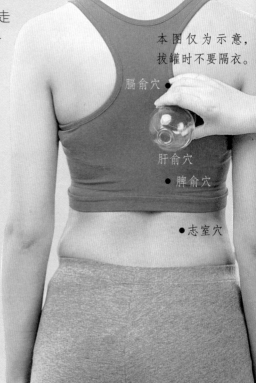

本图仅为示意，拔罐时不要隔衣。

膈俞穴

肝俞穴

脾俞穴

志室穴

选好五大特效穴，赶走痛经

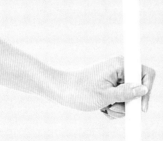

1 血海穴：用艾条温和灸血海穴 5~20 分钟，每天 1 次，可缓解痛经，使皮肤细腻有光泽。

至皮肤微红为宜。

时间与次数

- 灸血海穴 5~20 分钟，每天 1 次。

- 灸三阴交穴 5~20 分钟，每天 2 次。

- 灸地机穴 5~20 分钟，每天 2 次。

- 灸天枢穴 5~20 分钟，每天 1 次。

- 灸内关穴 5~20 分钟，每天 2 次。

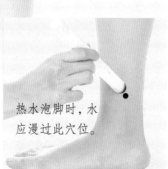

热水泡脚时，水应漫过此穴位。

2 三阴交穴：用艾条温和灸三阴交穴 5~20 分钟，每天 2 次，可用于治疗痛经、水肿等症。

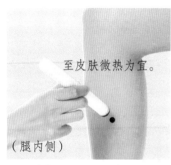

至皮肤微热为宜。

（腿内侧）

3 地机穴：用艾条温和灸地机穴 5~20 分钟，每天 2 次，可治痛经、水肿、腹痛。

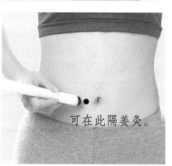

可在此隔姜灸。

4 天枢穴：用艾条温和灸天枢穴 5~20 分钟，每天 1 次，可治泄泻、痛经等。

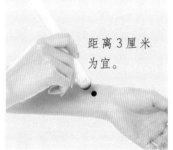

距离 3 厘米为宜。

5 内关穴：用艾条温和灸内关穴 5~20 分钟，每天 2 次，可用于治疗痛经。

脾胃运化无力是导致腹胀的一个主要原因

中医认为，**脾胃虚弱，胃动力就会不足，食物滞留体内就会产酸产气引发腹胀。**

• 如果你常常感到腹胀，首先，应该要确认是否是便秘引起的。如果便秘，过多的粪便堆积在肠内，也会造成腹胀。

• 如果肚子敲起来有充满空气的感觉，最常见的原因，可能是胃肠的蠕动功能不佳。整条肠管胀大，不太活动。因此要解决腹胀，首先要戒除不良的饮食习惯，此外每餐八分饱即可，不要吃得太多，以免肠胃负担过度引起腹胀。

腹胀 健胃补脾

从中医角度上看，饮食不节、饥饱无度导致的脾胃损伤，会使脾失健运、升降失节、气滞不能正常运行，进一步导致脘腹胀满。概括来说就是由脾胃气虚引起的，所以，这种情况下，首先要健胃补脾，从根本上补益脾胃，才能解决腹胀的问题。

六款健脾食谱治疗腹胀

饮食不洁或过食生冷，湿热蕴于中焦，就会出现腹胀。情绪郁闷不舒，精神压力大，肝失疏泄，会导致腹胀加重。脾胃虚弱，脾胃运化无力也会导致腹胀不止。腹胀者应少吃豆类，否则会加重腹胀，可根据自己的实际情况选择食疗方来对症进行调理，从而达到健脾益气、消除腹胀的目的。

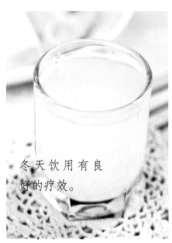

冬天饮用有良好的疗效。

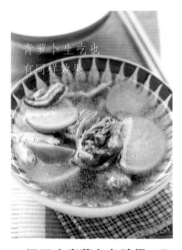

青萝卜生吃也有同样效果。

1. 白萝卜莲藕蜂蜜汁 取白萝卜、带节莲藕各半个，蜂蜜适量。先将白萝卜去皮，洗净，切成小块。莲藕洗净，切片。将萝卜块、莲藕片一起放入榨汁机榨成汁，加适量的蜂蜜调味即可饮用。白萝卜有很明显的顺气化痰作用，一起搭配食用，消胀、顺气效果更佳。

2. 橘子皮青萝卜老鸭煲 取橘子皮 20 克，青萝卜半个，老鸭 1 只，盐适量。先将老鸭处理干净，剁块，用开水略氽；青萝卜去皮，洗净，切块；橘子皮洗净。将所有材料一起放入砂锅中，加适量水，大火煮沸，改小火煲 1.5 小时，加盐调味即可。有滋补脾胃、理气消胀的作用。

3. 白萝卜豆奶茶 白萝卜 500 克，削皮，切小块。10 克豆奶冲好，与 3 克姜末混合，打成细末倒入萝卜块中，用纱布过滤取汁，即可饮用。

4. 白萝卜粥 取白萝卜半个，粳米 50 克，葱花适量。白萝卜切小丁，粳米洗净。将准备好的材料一同放入砂锅内煮粥即可。

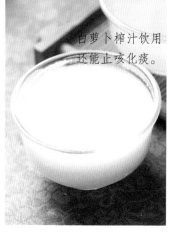

白萝卜榨汁饮用还能止咳化痰。

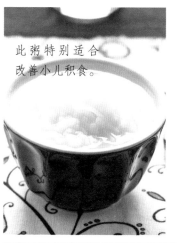

此粥特别适合改善小儿积食。

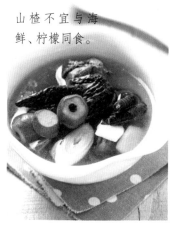

山楂不宜与海鲜、柠檬同食。

5. 山楂炖乌鸡 50 克山楂切片，200 克乌鸡切块。煲内加山楂、乌鸡、水，大火炖 20 分钟，改小火炖至乌鸡熟烂，加黄酒、油、盐、姜、葱即可。

6. 糖醋莲藕 莲藕 1 节切片。锅加油烧热，下葱花略煸，加藕片翻炒，加料酒、盐、白糖、醋，翻炒至藕片熟，撒彩椒丝。

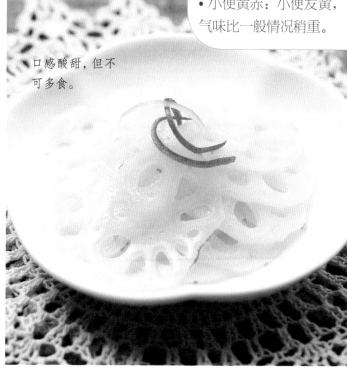

口感酸甜，但不可多食。

我是脾虚导致的腹胀吗？

脾虚从以下特点辨认：

• 头发油腻：头发总是油油的，每天洗头还是感觉有油，头屑重，总感觉洗不干净，不够清爽。

• 刮痧时痧量多：刮痧时易出痧，且痧量多，颜色呈鲜红或暗红色，伴有明显疼痛或沙砾反应。

• 大便很臭：早晨上完厕所大便总是黏腻在马桶上，不容易冲干净，很臭。

• 小便黄赤：小便发黄，气味比一般情况稍重。

时间与次数

- 早起喝姜茶，每天1次。

- 按压中脘10下，每天2次。

- 揉腹50~100下，每天2次。

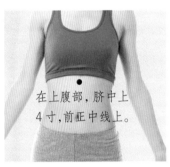

在上腹部，脐中上4寸，前正中线上。

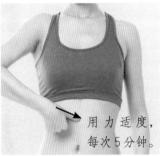

用力适度，每次5分钟。

1 按摩中脘穴能健脾益气、调理气机，善于行气消胀。按摩时用拇指的指腹按压中脘10下，再放开，反复几次，每天2次，早晚皆可进行。

姜糖苏叶饮，不让肠胃生闷气

姜味辛辣，性微温，有温暖、兴奋、发汗、止呕、解毒、健胃等多种功效。苏叶也属于温性，能够解除肌表的寒气，且有健脾和胃的功效。红糖性质平和，是补血良药。三味合用，能温通经络、养血和胃，需趁热饮用，消胀作用明显。

做法：取姜5克，切成细丝，苏叶3克，也切成丝，一起放入茶杯内，用开水浸泡5~10分钟后，去渣，加入适量红糖搅拌均匀，趁热饮用即可。本方有发汗解表、祛寒健胃的作用，可用于治疗恶心、呕吐、胃痛、腹胀等症。

按中脘加揉腹

2 仰卧，先用右手掌紧贴腹部，以大鱼际、掌根按顺时针方向绕脐揉腹50~100下，轻度用力，不引起腹部疼痛或不适即可。揉腹可使肠胃及腹壁肌肉强健，增加消化液分泌及胃肠蠕动，促进血液循环，利于食物的消化和吸收。

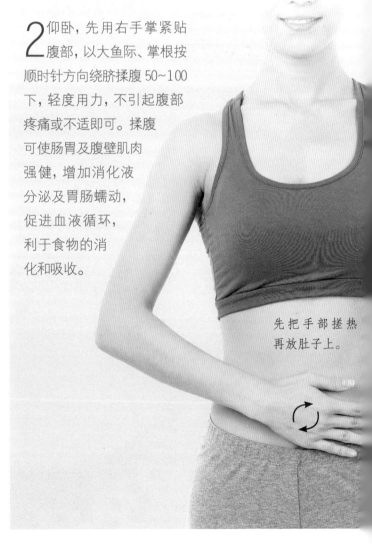

先把手部搓热再放肚子上。

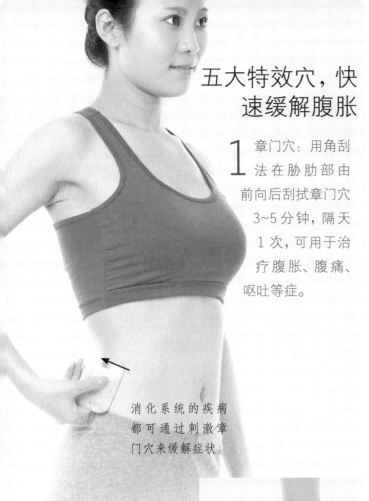

五大特效穴，快速缓解腹胀

1 章门穴：用角刮法在胁肋部由前向后刮拭章门穴3~5分钟，隔天1次，可用于治疗腹胀、腹痛、呕吐等症。

消化系统的疾病都可通过刺激章门穴来缓解症状。

时间与次数

- 刮拭章门穴3~5分钟，隔天1次。

- 刮拭陷谷穴3~5分钟，隔天1次。

- 灸解溪穴5~20分钟，每天1次。

- 按揉冲阳穴3~5分钟，每天2次。

- 刮拭足三里穴3~5分钟，隔天1次。

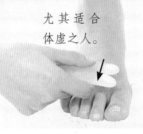

尤其适合体虚之人。

2 陷谷穴：从踝部向足尖方向刮拭陷谷穴3~5分钟，隔天1次，可用于治疗热病无汗、腹胀等症。

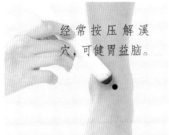

经常按压解溪穴，可健胃益脑。

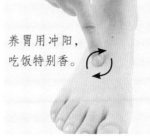

养胃用冲阳，吃饭特别香。

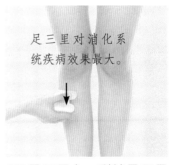

足三里对消化系统疾病效果最大。

3 解溪穴：用艾条温和灸解溪穴5~20分钟，每天1次，可治头痛、腹胀等。

4 冲阳穴：用食指指腹用力按揉冲阳穴，每天早晚各揉1次。可缓解腹胀。

5 足三里穴：刮拭足三里穴3~5分钟，隔天1次，可治腹胀、下肢疼痛等症。

脾胃虚寒是腹泻的一个直接原因

中医认为脾胃湿热、虚寒、饮食不节制等都是诱发腹泻的原因。

• 日常生活饮食不注意、过食生冷、感受风寒都会引起寒泻；肠胃积热，或外受暑湿会引起热泻。不论哪种原因引起的腹泻都是由饮食不节造成的。

• 由于饭吃得过多引起的腹泻，称为伤食泻；久病久泻，或身体虚弱引起腹泻，称为脾虚泻。腹泻的原因不同，所以调理应要结合自己的实际情况选择最适合的治疗方法。

腹泻 温补脾胃

腹泻是一种常见症状，表现为排便次数比较多，便质稀薄，分急性和慢性两种。急性腹泻一般与饮食不节、水土不服、受凉等有关系。慢性腹泻主要原因在于脾胃虚。脾胃的作用是消化吸收食物，脾胃气虚，脾胃的消化吸收能力就弱，导致消化不良而腹泻。另外，气有固摄作用，脾气虚弱则不足以发挥固摄作用，自然容易腹泻。

六款健脾止泻的食谱

冰冷食物，不仅指冰激凌、冰镇汽水等温度低的食物，也包括性寒的一些食物，诸如黄瓜、梨等。过量进食这些食物会损伤脾胃的阳气，若是本身脾胃就虚寒的话，对这些就会比较敏感，容易出现腹泻。应多吃粥、汤类的食物，来增强脾胃的消化吸收能力。

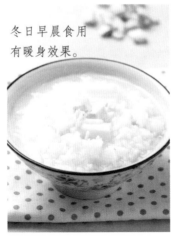

冬日早晨食用有暖身效果。

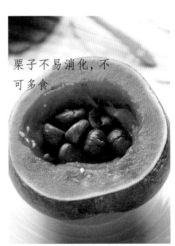

栗子不易消化，不可多食。

1. 葱姜调味粥 取葱 3 根，姜 5 片，茯苓 20 克，粳米 100 克，盐适量。将上述各材料洗净，葱去叶子，姜去皮，切碎。将所有材料一起放入砂锅中，加适量水煮粥，最后起锅时放盐调味即可食用。此粥可以行脾祛寒，非常适合慢性腹泻患者。

2. 西瓜盅蒸栗子 取西瓜 1 个，100 克栗子备用。先将西瓜洗净，削去一端，再掏出 1/3 的瓜瓤，将去皮的栗子放入西瓜盅中，后将西瓜盅放在锅中隔水蒸 20~30 分钟。此方可健脾利湿，适合湿热型的腹泻患者食用。

3. 鸡蛋糕 取茯苓、山药、车前子各 10 克，鸡蛋 2 个。茯苓、山药和车前子加水，煎煮 10 分钟，取汁放凉。鸡蛋打散，与 300 毫升药汁混合蒸熟。

4. 薏米百合红枣豆浆 取薏米 100 克，百合 15 克，红枣 3 枚，放入豆浆机，加适量水打成熟豆浆即可。

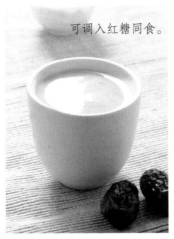

可调入红糖同食。

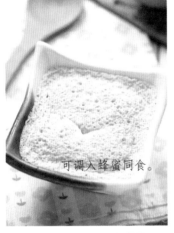

可调入蜂蜜同食。

脾虚从以下特点辨认：

• 头发油腻：头发总是油腻，每天洗头还有油，头屑重，总感觉洗不净。

• 拔罐有水汽：脾虚所致腹泻，拔罐时罐内有水雾或小水珠，皮肤有水疱，重者疱内有黄色液体。

• 大便黏腻：早晨上完厕所，大便黏腻在马桶上，不易冲净，很臭，不成形，且排便困难，排不净。

• 小便黄赤：小便发黄，气味稍大。

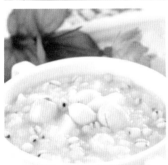

莲子不宜与牛奶同食。

5. 莲子山药粥 30 克山药切片；薏米 30 克，粳米 60 克，莲子适量，分别洗净。薏米、莲子和粳米加水煮粥，快煮熟时放山药，煮熟即可。

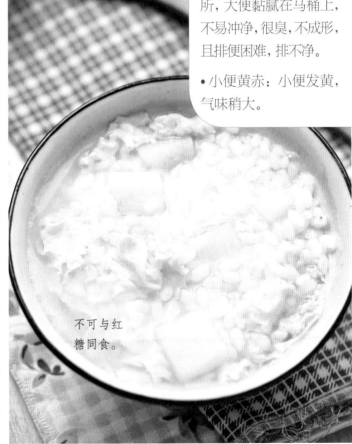

不可与红糖同食。

6. 山药蛋黄粥 取山药 30 克，蛋黄 2 个，粳米 100 克。山药切丁，与粳米煮粥，粥成时放蛋黄煮熟即可。

时间与次数

- 每天服辣椒籽粉 2 次，连服 2~3 天。
- 每次喝杨梅酒 15~20 毫升，每周 2 次。
- 推按脾经和胃经各 3~5 分钟，每天 2 次。
- 贴敷肚脐 2~4 小时。

两个小偏方，缓解腹泻不适感

辣椒籽研末吞服法：10 粒尖头辣椒籽研碎吞服，每天 2 次，连服 2~3 天，一般腹泻可治愈。

杨梅酒治腹泻法：取新鲜杨梅 15 克煎汁饮用，可治腹泻。还可将 15 克杨梅浸泡在 500 毫升白酒或米酒中，密封 1 周后，有酒香扑面感，就可以服用。每次 15~20 毫升，可一边喝酒一边吃杨梅，可治脾虚引起的腹泻、呕吐等症。

按脾胃经上的穴位加白胡椒贴肚脐

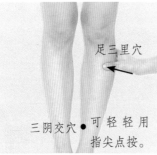

阴陵泉穴

日常捏捏腿是个很好的习惯。

足三里穴

三阴交穴 ● 可轻轻用指尖点按。

1 沿着脾经和胃经的循行部位轻轻推按，并重点按摩三阴交穴、阴陵泉穴、商丘穴（见 200 页）、足三里穴等，每个穴位点按 1~2 分钟，可缓解腹泻。

2 先用 75% 的酒精棉球对脐部进行消毒，涂点凡士林。将白胡椒研碎，放在肚脐上，用医用胶布或伤湿止痛膏固定。贴敷 2~4 小时去掉药贴即可。贴敷后局部皮肤如果出现发红、微痒感属于正常现象，贴敷期间注意休息，保持清淡饮食。

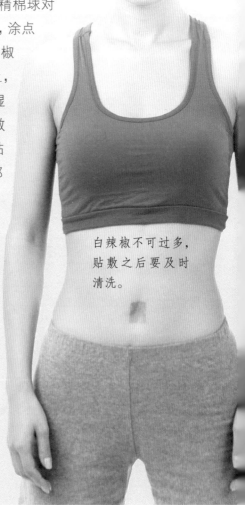

白辣椒不可过多，贴敷之后要及时清洗。

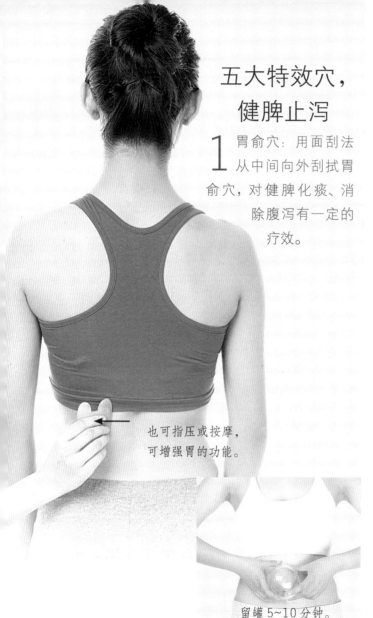

五大特效穴，健脾止泻

1 胃俞穴：用面刮法从中间向外刮拭胃俞穴，对健脾化痰、消除腹泻有一定的疗效。

也可指压或按摩，可增强胃的功能。

时间与次数

- 刮拭胃俞穴 3~5 分钟，每天 1 次。

- 拔神阙穴 5~10 分钟，每天 1 次。

- 隔姜灸气海穴 5~7 壮，每天 2 次。

- 刮拭阴陵泉穴 3~5 分钟，每天 1 次。

- 揉按水分穴 1~3 分钟，每天 2 次。

留罐 5~10 分钟。

2 神阙穴：吸拔神阙穴，留罐 5~10 分钟，每天 1 次。起罐后用艾条温灸 3~5 分钟，有温热感为宜。

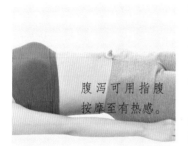

腹泻可用指腹按摩至有热感。

此穴治疗时，当以补法为主。

（腿内侧）

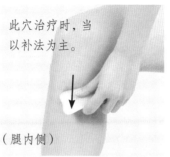

在上腹部，正中线上。

3 气海穴：每次隔姜灸气海穴 5~7 壮，每天可灸 2 次。有除寒暖胃作用。

4 阴陵泉穴：用刮痧板刮拭阴陵泉穴，每天 1 次，对脾虚腹泻有很好的疗效。

5 水分穴：用拇指指腹揉按水分穴，有酸痛感为宜，每次 1~3 分钟，治腹泻。

脾阳不足是导致便秘的重要原因之一

中医认为，脾阳不足、阴津虚少，肠道内较干燥，就会便秘。

• 饮食上如果过食肥甘厚味、过量饮酒，肠道内就会一片燥热，不仅会引起便秘，在大便时还会感到疼痛。

• 情绪不遂、久坐、饮食不节导致气血循环能力差，就会影响脾胃推动力。经常忧郁或易怒的人就会便秘，因为人的气机不畅，胃肠气机郁滞，大便的通降就变得无力。

便秘 健脾补气

常见便秘者，多为产后体弱、热病伤津患者。其体质为气血双亏、脾肾俱虚，皆为精亏血少、肠中发燥、蠕动不力而致。大便是否通畅，乃是养生保健的一个重要因素。中医认为，肾司二便，脾主运化，益肾运脾，当为治本之法。所以，治疗便秘首要健脾补气。

六款缓解便秘食谱

便秘，是腹部脂肪堆积的一大原因，这也是困扰很多肥胖女性的问题，如果不调理好，就会造成便秘与肥胖的恶性循环。下面就介绍6个防治便秘食疗方，轻松简单，既能健脾补气，还能缓解便秘，只要选择自己喜欢的方法去做就可以了。

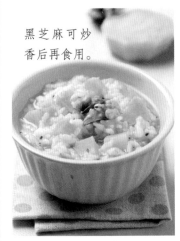

黑芝麻可炒香后再食用。

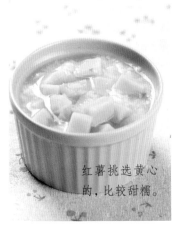

红薯挑选黄心的，比较甜糯。

1. 芝麻红薯核桃粥 取黑芝麻或白芝麻50克，红薯200克，核桃仁、粳米各100克。将黑芝麻捣碎，红薯切成小块。将上述材料一起放入砂锅中，加适量水，熬煮成粥。此粥非常适合气虚的便秘患者食用。

2. 红薯粥 取红薯300克，小米100克，白糖适量。小米淘洗干净，红薯切成小块，入锅。先大火煮沸，再改小火熬煮，待粥熟后加入白糖调味，每天早晚服用。主要的功效是缓解便秘，适合老年人及产后妇女肠燥便秘伴疲乏无力者食用。

3. **蕉梨膏** 取香蕉 2 个，梨 1 个。梨洗净，去皮，去核，切小块；香蕉去皮，切块。将香蕉和梨一起放在榨汁机里，加适量水，榨成汁。

4. **红枣苹果粥** 取红枣 5 枚，苹果 3 个，粳米 50 克。红枣和苹果洗净，去核，切碎，与泡好的粳米一起放入砂锅中，加水煮粥，每天 2 次。

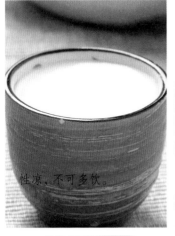

性凉，不可多饮。

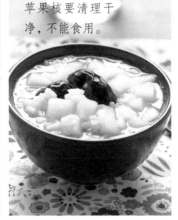

苹果核要清理干净，不能食用。

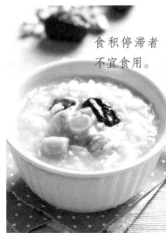

食积停滞者不宜食用。

大便溏薄者不宜生食无花果。

5. **芪枣茯苓粥** 取黄芪、核桃仁各 10 克，红枣 10 枚，茯苓 20 克，粳米 100 克。将上述材料洗净，加水，煮粥。

6. **无花果粥** 无花果干切小块，粳米浸泡 30 分钟。锅中入粳米和水，大火烧沸，加无花果干，小火熬煮成粥，加腰果、冰糖，搅拌均匀即可。

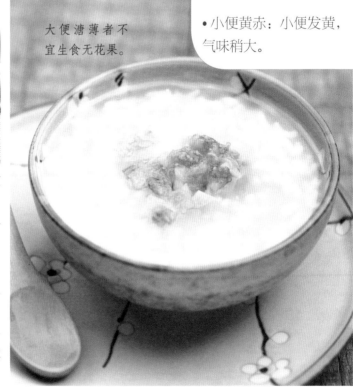

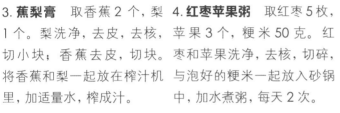

我是**脾虚**导致的便秘吗？

脾虚从以下特点辨认：

• 头发油腻：头发总是油腻，总洗头还感觉油，头屑重，总感觉洗不干净。

• 拔罐有水汽：脾虚所致腹泻拔罐时罐内有水雾或小水珠，皮肤有水疱，重者疱内有黄色液体。

• 大便黏腻：早晨上完厕所，大便总黏腻在马桶上不易冲净，很臭，不成形且排便困难，排不净。

• 小便黄赤：小便发黄，气味稍大。

时间与次数

- 早晚皆可吃香蕉炖冰糖，每周 2 次。

- 按压每个耳部反射区 3~5 分钟，每天 2 次。

- 贴敷肚脐每 12 小时更换 1 次，每天 2 次。

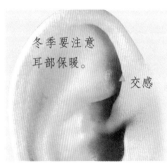

冬季要注意耳部保暖。

交感

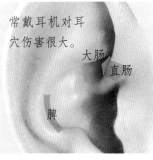

常戴耳机对耳穴伤害很大。

大肠

直肠

脾

1 找到耳部的大肠、直肠、脾、交感等反射区，用手指的指腹按压，次数不限。只要方便的时候，就可以随手压一压。此方法适合所有便秘患者。

香蕉炖冰糖，改善便秘

香蕉润肠通便，且富含膳食纤维，虽然一部分不会被消化吸收，但能促进肠蠕动，促排便。香蕉含糖量超过 15%，且含大量水溶性植物纤维，能引起高渗性的胃肠液分泌，从而将水分吸附到固体部分，使粪便变软易排出体外。

做法：枸杞冷水浸泡；鲜陈皮温水浸泡，反复多次至水清，捞出用刀将白色瓤层削去，切丝；香蕉 2 个剥皮，切块，放入砂锅，加冰糖和水，水面略高过香蕉块；大火煮开，转小火炖煮；15 分钟后，加枸杞及陈皮丝，搅匀。

压耳穴加用药物贴穴位

2 在神阙穴上贴生大黄、芒硝粉。取等份的生大黄、芒硝，将其捣碎，用胶布将其固定在肚脐上，每 12 小时更换 1 次。本法适用于燥热内结引起的实热便秘患者。

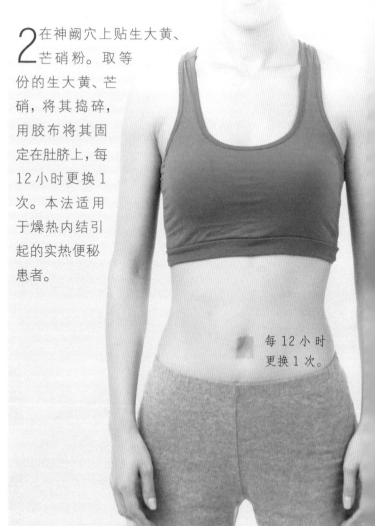

每 12 小时更换 1 次。

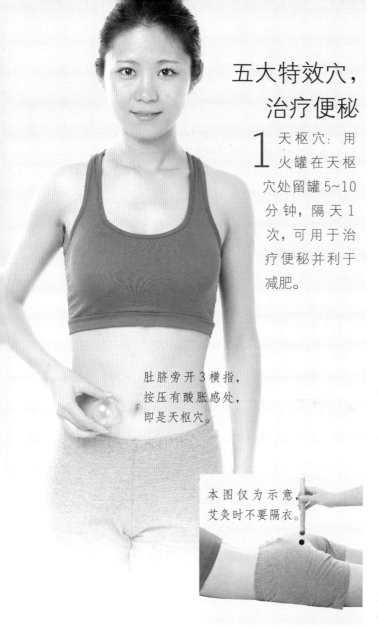

五大特效穴，治疗便秘

1 天枢穴：用火罐在天枢穴处留罐5~10分钟，隔天1次，可用于治疗便秘并利于减肥。

肚脐旁开3横指，按压有酸胀感处，即是天枢穴。

本图仅为示意，艾灸时不要隔衣。

2 长强穴：用艾条温和灸长强穴5~20分钟，每天1次，可用于治疗脱肛、泄泻等症。

时间与次数

- 拔天枢穴5~10分钟，隔天1次。

- 灸长强穴5~20分钟，每天1次。

- 刮拭解溪穴3~5分钟，隔天1次。

- 刮拭曲池穴3~5分钟，隔天1次。

- 刮拭外关穴3~5分钟，隔天1次。

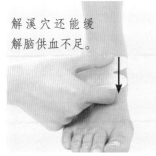

解溪穴还能缓解脑供血不足。

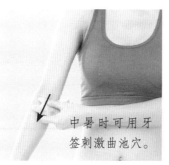

中暑时可用牙签刺激曲池穴。

此穴通过经络与心相连，能调理气血。

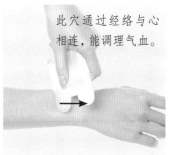

3 解溪穴：刮拭解溪穴3~5分钟，隔天1次，可用于治疗便秘、眩晕等症。

4 曲池穴：刮拭曲池穴3~5分钟，隔天1次，可治疗发热、便秘、头痛等。

5 外关穴：刮拭外关穴3~5分钟，隔天1次，可治疗脾虚引起的便秘等。

脾胃气虚是导致食欲缺乏的重要原因之一

中医认为，脾胃气虚，运化作用减弱，往往会导致食欲缺乏。

• 脾胃气虚若比较严重，会影响对脾胃的升提固摄作用，导致胃下垂，影响脾胃消化吸收功能，出现胃痛、食欲缺乏等问题。

• 食欲缺乏，简单地说，就是没有想吃东西的欲望。这往往与脾气虚弱有很大的关系，一般上班族由于疲劳或精神紧张，也有可能导致暂时性食欲缺乏。

食欲缺乏 健脾开胃

有的人常思虑过多，思则伤脾，导致脾胃虚弱、食欲缺乏。脾有运化食物中的营养物质、输布水液以及统摄血液等作用。多吃具有补脾气作用的食物，以及一些营养丰富、容易消化的食品，对于食欲缺乏的女性朋友来说是非常必要的。不仅健脾开胃，还利于养生。

六款健脾开胃食谱治疗食欲缺乏

脾胃虚弱的患者往往表现为胃脘部隐隐作痛，喜温喜手按。常胀满不舒服，食后更严重，从而致使食欲缺乏，或者饥饿也不欲饮食。面色暗淡没有光泽，精神疲惫没有力气，容易产生胃不适。这种情况下就应选取甘温平和、补中益气之品来健脾开胃。

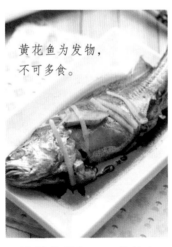

黄花鱼为发物，不可多食。

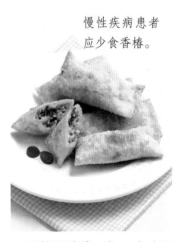

慢性疾病患者应少食香椿。

1. 清蒸黄花鱼 取黄花鱼1条，姜、葱、油、盐、料酒、酱油各适量。先将黄花鱼处理干净；姜切片，葱切段。将黄花鱼放到盘子中，放入葱段、姜片，入油、盐、料酒、酱油，腌10分钟，放锅中，蒸半小时即可。黄花鱼有补气开胃的作用，可增强食欲。

2. 香椿豆腐卷 将2个鸡蛋打散，煎成蛋皮；100克香椿芽洗净，用开水略烫，切成碎末。200克豆腐压成泥，加盐拌匀。将蛋皮摊开，放入豆腐泥、香椿末抹平，包成长方形，入油锅炸至金黄色捞出，沥油，装盘即成。香椿可通过理气来清降胃火，豆腐可以健脾开胃。

3. **粳米山药粥** 取山药100克，粳米25克，白糖适量。山药去皮洗净，切小块。粳米加水煲至七成熟后放入山药一起煲煮至熟，加白糖调味即可食用。

4. **山楂红枣莲子粥** 取粳米、莲子各50克，山楂5个，红枣2枚，枸杞适量。山楂、莲子、红枣去核与粳米和枸杞一同放入砂锅煮熟。

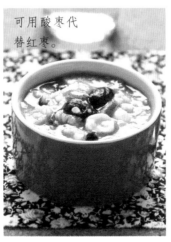

可用酸枣代替红枣。

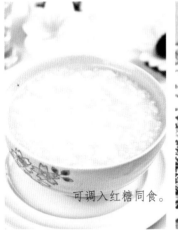

可调入红糖同食。

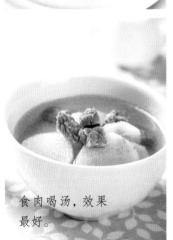

食肉喝汤，效果最好。

5. **山药猪肉汤** 50克山药去皮，切片，60克猪肉切小块，锅中加油烧热，下猪肉块，加水与山药片煮成汤，加盐煮沸即成。

6. **红枣木耳饮** 10克木耳泡发，红枣10枚去核。木耳、红枣和5克陈皮放入砂锅中，加水大火煮开，改小火煮30分钟，加红糖煮至溶化。

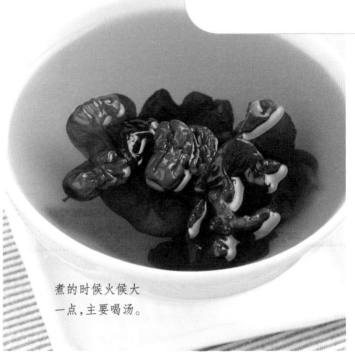

煮的时候火候大一点，主要喝汤。

我是脾虚导致的食欲缺乏吗？

脾虚从以下特点辨认：

• 打不起精神：起床时特疲惫，头发昏，浑身不清爽，人也懒得动。

• 头发油腻：头发总是油腻，总洗头还感觉油，头屑重，总感觉洗不净。

• 舌苔很厚：舌苔粗糙或很厚、发黄发腻。

• 观察大便：清晨如厕后，大便易黏腻在马桶上，不易冲净，且三五张纸反复擦也擦不净。

时间与次数

- 早晚皆可吃羊肚炖山药，每周 2 次。

- 按揉胃脘部 15 分钟，每天 2 次。

- 按摩每个足部反射区各 3~5 分钟，每次 30 分钟。

羊肚炖山药可健脾开胃，促食欲

山药能健脾气，补肾益精气，有收敛作用，较适合脾肾俱虚、食欲缺乏的患者食用。羊肚性温味甘，能补脾气、暖胃，改善脾胃气虚所致的虚劳羸瘦、不思饮食、食欲缺乏等症，二者搭配食用，可以润泽脾胃、增进食欲。

做法：羊肚 300 克，山药 200 克，盐、姜、葱、料酒各适量。羊肚洗净，切丝；山药洗净，切块；姜切片；葱切葱花。将羊肚放入砂锅中，加水大火煮沸后放入山药、姜片、料酒，小火煲 2 个小时，入葱花、盐调味，每周 2 次。

按摩与脾相关部位加足部反射区

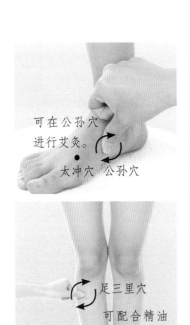

可在公孙穴进行艾灸。

太冲穴　公孙穴

足三里穴

可配合精油进行。

1 仰卧，按摩者坐右侧，在胃脘部先按揉 15 分钟，再于中脘穴(见 21 页)用拇指禅推法推 5 分钟。接着按揉足三里穴、公孙穴、太冲穴，每穴 1~3 分钟，每天 2 次。

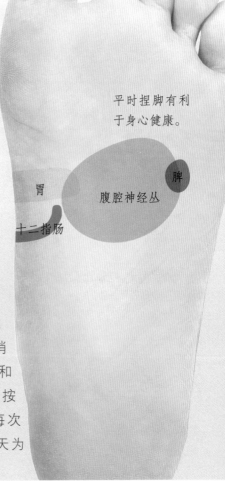

平时捏脚有利于身心健康。

胃　腹腔神经丛　脾

十二指肠

2 食欲缺乏者，可选择主要反射区如脾、胃、十二指肠、腹腔神经丛和辅助反射区，如上半身淋巴系统、下半身淋巴系统、排泄、神经、消化、内分泌、免疫和运动系统等进行按摩。每天 1 次，每次按摩 30 分钟,10 天为 1 个疗程。

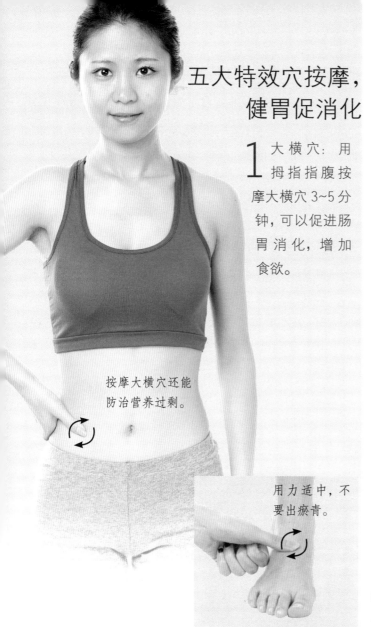

五大特效穴按摩，健胃促消化

1 大横穴：用拇指指腹按摩大横穴 3~5 分钟，可以促进肠胃消化，增加食欲。

按摩大横穴还能防治营养过剩。

用力适中，不要出瘀青。

时间与次数

- 按摩大横穴 3~5 分钟，每天 1 次。
- 按揉冲阳穴 1~3 分钟，每天 2 次。
- 按揉脾俞穴 1~3 分钟，每天 2 次。
- 点压太白穴 10 分钟，每天 1~3 次。
- 揉按足三里穴 1~3 分钟，每天 2 次。

2 冲阳穴：用拇指指腹用力按揉冲阳穴，每天早晚各揉 1 次，可有效缓解消化不良症状。

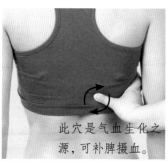

此穴是气血生化之源，可补脾摄血。

3 脾俞穴：用拇指按揉脾俞穴 1~3 分钟，可改善食欲低下、便溏，增进食欲。

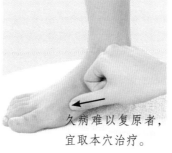

久病难以复原者，宜取本穴治疗。

4 太白穴：用拇指点压太白穴 10 分钟，每天 1~3 次，可增进食欲、理气和胃。

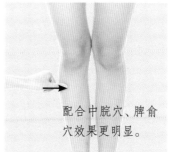

配合中脘穴、脾俞穴效果更明显。

5 足三里穴：用拇指揉按足三里穴，有酸痛感，每次 1~3 分钟，可治食欲缺乏。

脾虚也是导致困倦睡不醒的一个主要原因

脾主运化，是基本生理功能，与此相对就是脾不健运，即脾困，其表现为身热嗜睡。

• 中医认为睡眠与阴阳有关系，阳气盛的时候，我们就处于清醒状态，阴气盛的情况下就会进入到睡眠状态。

• 寒湿困脾也会表现为嗜睡、总是睡不醒。湿是阴邪，若是体内有湿，会使脾气的上升受阻，由此导致人嗜睡、困倦乏力。

睡不醒是脾乏了　健脾益气

脾虚是因饮食不节、情志干扰、劳逸失调等引起脾的功能虚衰不足的病症。脾对食物的消化和吸收起着十分重要的作用，几乎所有胃肠道疾病都伴有脾虚。因消化和吸收食物营养的血液循环集中在胃肠部，所以脑部供血相对减少，从而产生困倦的症状。

六款治疗嗜睡食谱

经常睡不醒的状态就是时时欲睡，兼有神疲食少、懒言易汗或畏寒肢冷、舌淡苔白等症，属中医"多寐""嗜卧"的范畴。这种情况其实是由于肾阳不足，不能温煦于脾，使脾肾阳气俱虚、伤及心阳。所以补脾是关键，多食些温阳健脾的食物，能有效解决嗜睡的症状。

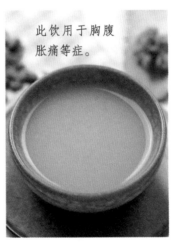

此饮用于胸腹胀痛等症。

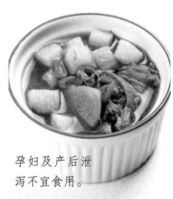

孕妇及产后泄泻不宜食用。

1. **核桃丹参佛手饮**　取核桃仁 5 个，佛手片 6 克，丹参 10 克。先将丹参、佛手片加水适量，煎煮至沸，再去渣取汁，在此汁液中加入捣烂如泥的核桃仁搅拌均匀，用小火煎煮 10 分钟，待温度适宜时即可饮用。

2. **山药枸杞炖甲鱼**　取山药 35 克，枸杞 10 克，甲鱼 1 只，料酒、盐、葱、姜、鸡汤各适量。用热水烫甲鱼，切开，去内脏，洗净，与山药、枸杞、料酒、盐、葱、姜一起入砂锅内，加入鸡汤炖至甲鱼熟烂即可食用。

3. 鸽肉木耳汤 取白鸽1只，泡发木耳20克，黄芪、淮山药各30克。白鸽肉与木耳、黄芪、淮山药放入砂锅，加水煮熟，加盐、姜、葱花、胡椒粉。

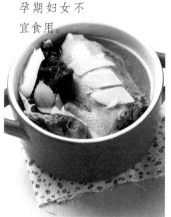

孕期妇女不宜食用。

4. 二米红枣粥 取糯米100克，黑米50克，红枣、红糖各适量。糯米捣碎，黑米洗净，红枣去核一起放入砂锅，加水煮至粥浓稠时，放红糖稍煮。

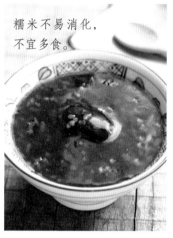

糯米不易消化，不宜多食。

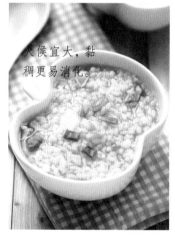

火候宜大，黏稠更易消化。

5. 山药胡桃粥 山药100克，扁豆、胡桃肉各50克，粳米60克，盐适量。山药切片，与其他材料加水煮至粥熟调味。

6. 莲子银耳汤 莲子30克，干银耳、红枣、桂圆各适量，枸杞5克，鸡汤1500毫升。银耳入鸡汤煮1小时，莲子去心，后放入鸡汤，再加其余材料略煮。

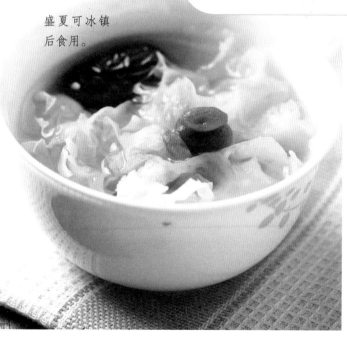

盛夏可冰镇后食用。

我是
脾虚
导致的睡不醒吗？

脾虚从以下特点辨认：

• 总爱叹气：这是脾虚的表现，脾气亏虚，提气不足，就用叹气来舒解。

• 舌体胖大：舌体两侧边缘呈暗红色，舌苔变黄，且舌体胖大有齿痕。

• 面色欠光泽：面色青黄，欠光泽，一般额头两侧和鼻梁中部格外明显。

• 指缝间有缝隙：中指和无名指的指根变细、漏缝，且手掌绵软无力、弹性差伴暗青色。

时间与次数

- 早晚皆可喝化湿醒神汤，每周 2 次。

- 每个耳部反射区按摩 3~5 分钟，每天 2 次。

- 每次刺激头部穴位 15~20 分钟，每天 2 次。

化湿醒神汤，治疗嗜睡症

中医认为总是睡不醒是由脾胃气虚、痰湿内盛导致的。扁豆、白术、薏米、茯苓、炙甘草、陈皮、半夏，这几味中草药都有健脾化痰湿功效，用这几味中药制化湿醒神汤治疗脾困疲乏疗效非常好，也可根据自身情况随证加减。

做法：扁豆、白术、薏米、茯苓、炙甘草、陈皮、半夏各等份，放入砂锅，加水煎煮取汁 250~300 毫升，分 2~3 次温服。若出现气短无力症状可加党参、黄芪，湿症较明显加苍术燥湿健脾。本方侧重于健脾化痰湿。

按耳部反射区加刺激头维穴

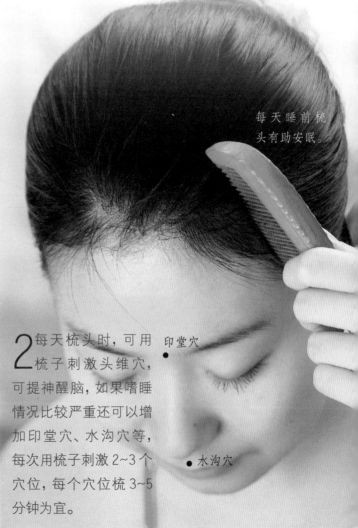

每天睡前梳头有助安眠。

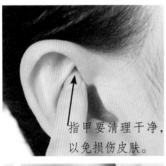

指甲要清理干净，以免损伤皮肤。

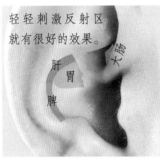

轻轻刺激反射区就有很好的效果。

大肠
肝
胃
脾

1 嗜睡患者也可经常按摩耳部的脾、胃、大肠、肝反射区，每个反射区按揉 3~5 分钟，可改善脾胃功能，疏肝理气，缓解嗜睡。

2 每天梳头时，可用梳子刺激头维穴，可提神醒脑，如果嗜睡情况比较严重还可以增加印堂穴、水沟穴等，每次用梳子刺激 2~3 个穴位，每个穴位梳 3~5 分钟为宜。

印堂穴

水沟穴

五大特效穴按摩，让脾不再困乏

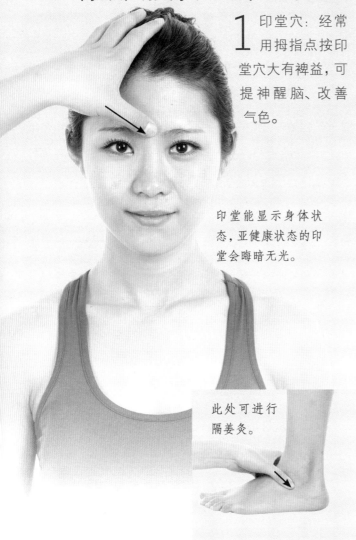

1 印堂穴：经常用拇指点按印堂穴大有裨益，可提神醒脑、改善气色。

印堂能显示身体状态，亚健康状态的印堂会晦暗无光。

此处可进行隔姜灸。

时间与次数

- 点按印堂穴 5~20 分钟，每天 1 次。
- 按摩丘墟穴 5~10 分钟，每天 2 次。
- 按压水沟穴每分钟 20 下，每天 2 次。
- 强压头维穴，每秒 1 下，重复 10~20 下。
- 按摩四神聪穴 1~3 分钟，每天 2 次。

2 丘墟穴：用拇指按摩丘墟穴 5~10 分钟，每天坚持可以达到提神醒脑的效果。

梳头能起到同样效果。

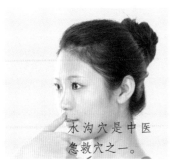

水沟穴是中医急救穴之一。

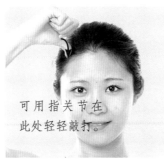

可用指关节在此处轻轻敲打。

3 水沟穴：犯困时用拇指按压水沟穴，每分钟按压 20 下，每下持续 3 秒。

4 头维穴：脸部痉挛时用拇指指腹强压头维穴，每秒 1 下，重复 10~20 下。

5 四神聪穴：因脾困引起的疲乏嗜睡，可用点按等手法，逐一按摩四神聪穴。

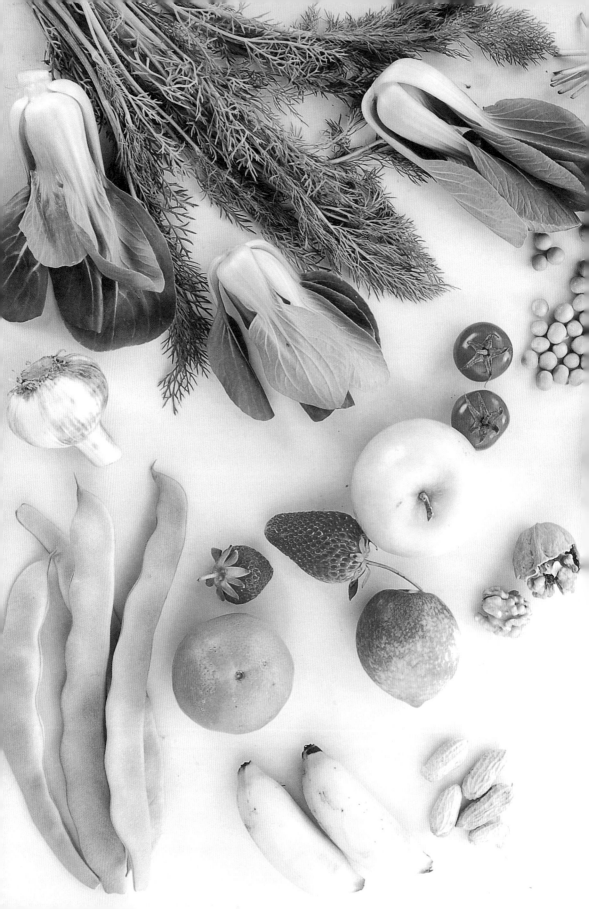

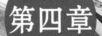

第四章

简单食材天天吃，
不用保养品也能变美女

中医历来就强调"药疗不如食疗"，很多女性随着年龄的增长，皮肤也不再像以前那么光滑、细腻了，于是开始信赖昂贵的护肤品，皮肤虽然看起来变好了，可也因此对化妆品产生了依赖，甚至还有副作用。一旦停用，就会出现皮肤松弛、老化的现象。其实我们可以通过食疗来保养女性皮肤，针对自身的情况，食用对脾胃有益的食物，吃出好气色。本章就简单介绍一些食材，如豆腐、红枣、山楂、西红柿、牛奶、栗子、蜂蜜……让你不用保养品，也能吃出好气色。

玉米 塑身排毒

健脾指数 ★★★★★

健脾美颜关键点

　　玉米性平，味甘，具有调中开胃、益肺宁心、清湿热、利肝胆等功能。长期吃玉米，可防止皮肤粗糙、角质化过度。在所有主食中，玉米的营养价值和保健作用是最高的。玉米的营养成分对于减肥非常有利。除此之外，玉米还具有延缓衰老的功效。

健脾养颜吃法

　　特种玉米的健脾、减肥功效要高于普通玉米。玉米可煮汤代茶饮，也可粉碎后制作成玉米粉、玉米糕饼等。膨化后的玉米花体积很大，食后可消除饥饿感，而且含热量很低，是减肥的代餐品之一。食用玉米最简单的方法就是直接蒸煮，蒸煮时留1~2片内皮以及干净的玉米须，食用时口感更香甜、营养更全面。

搭配宜忌

玉米＋豆类 ✅
健脾塑身的功效更强。

玉米＋土豆 ❌
二者同食，淀粉含量过高，易导致消化不良。

玉米味道香甜，可做各式菜肴，如玉米烙、玉米汁等。

《本草纲目》中记载：

"玉蜀黍，气味甘，平。
入手足阳明经。
祛湿，调中开胃，散火清热。"

红枣　养血美颜

健脾指数 ★★★★★

健脾美颜关键点

红枣性温，味甘。具有滋阴养血、温养安神、缓和药性的功效。红枣中维生素及铁含量丰富，素有"维生素之王"的美称。红枣能促进人体细胞的造血功能，防治贫血，还能防止黑色素沉着，让我们的肌肤越来越洁白细滑，达到美白肌肤、祛斑的功效。

健脾养颜吃法

脾胃不好的女性患者，经常喝红枣茶，或用其做汤、煮粥、做糕点等，可以改善脾胃虚弱的症状，并起到保护胃的作用。优选紫红色、粒大均匀的红枣，补益效果更佳。每天坚持吃红枣，便是补充天然的维生素。但应注意，一天不应超过 20 枚，以免损害消化功能。

搭配宜忌

红枣＋陈皮 ✅
适合脾胃气虚、气滞者泡茶饮用。
红枣＋黄瓜 ❌
二者同食，会降低营养成分。

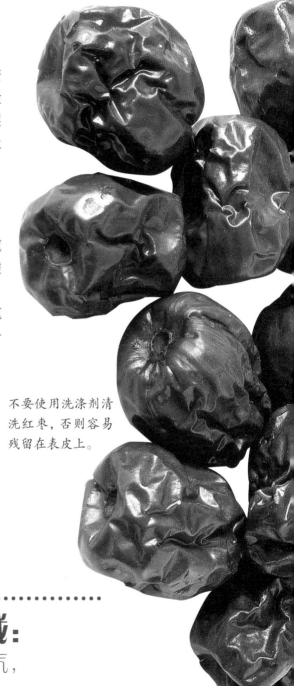

不要使用洗涤剂清洗红枣，否则容易残留在表皮上。

《本草纲目》中记载：

"枣味甘，性温，能补中益气，**养血生津，用于治疗'脾虚弱、食少便溏、气血亏虚'等病症。**"

小米 安眠健胃

健脾指数 ★★★★★

健脾美颜关键点

小米性微寒，味甘。含有丰富的 B 族维生素及钙、铁等，女性朋友多吃小米可有效减少面部皱纹，退化色斑，使面部光滑红润、有光泽。除此之外，小米所含的色氨酸，可转化为血清素，有利胃安眠的功效。对于上班族来说，多食小米还可缓解工作带来的精神紧张。

健脾养颜吃法

可做成小米饭或是熬煮成小米粥。焖小米饭的时候，锅底留下的焦黄锅巴被称为"黄金粉"，可补气健脾，对脾虚久泻的患者有显著疗效。另外，我们平常在家熬煮小米粥的时候，粥的表面常会漂浮一层油油的黏稠物质，这就是"米油"，经常食用能改善脾虚的症状。

搭配宜忌

小米＋桂圆 ✅
补血养颜。

小米＋醋 ❌
醋会破坏小米中的胡萝卜素。

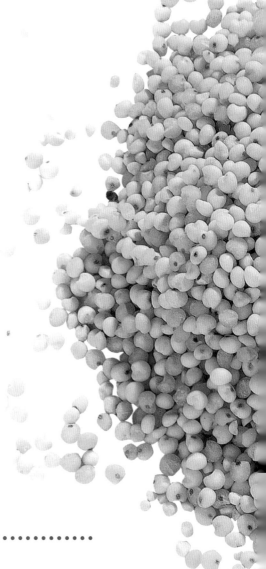

小米又分为粳性小米、糯性小米和混合小米。

《本草纲目》中记载：

"小米煮粥食益丹田，补虚损，**开肠胃，其功用在于健胃，**和胃，安眠。"

姜 开胃促消化

健脾指数 ★★★★

健脾美颜关键点

姜性微温，味辛。具有解表散寒、止呕开痰的功效，可以用于治疗脾胃虚寒、食欲减退、恶心呕吐、胀满腹泻、风寒感冒、恶风发热等症。姜外用还可去除面部的斑点、痘痘，达到美白肌肤的功效。

健脾养颜吃法

姜所含的挥发油有杀菌解毒的作用。炒菜时放些姜，既可调味，又可解毒。着凉、感冒时喝姜汤，能够祛除身体寒气。在做汤的时候，如果加上绿豆芽，再加些姜就再合适不过了，因为绿豆芽本来就凉，加些姜不仅可以祛寒，还可以增加汤的鲜味。

搭配宜忌

姜+桂皮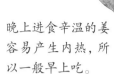
有温中健脾养胃的功效，适于神疲乏力患者。

姜+莲藕 ✅
防治心烦口渴、呕吐。

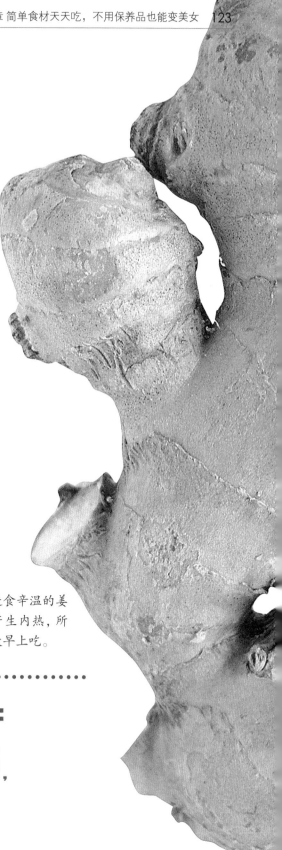

晚上进食辛温的姜容易产生内热，所以一般早上吃。

《本草纲目》中记载：

"姜可除风邪寒热，咳逆气喘，**止呕吐，祛痰下气，祛水肿气胀，**治时令外感咳嗽。"

山楂　健脾开胃

健脾指数 ★★★★★

健脾美颜关键点

　　山楂性微温，味酸、甘。有消食健胃、行气散瘀的功效，有助于缓解局部的瘀血症状，对跌打损伤有辅助性的治疗效果。山楂中含有的黄酮类物质具有强抗氧化性，能保护细胞免受破损。另外，山楂还能活血补血，经前期食用还可预防痛经。

健脾养颜吃法

　　山楂在我国是特有的药食兼用的食物，可直接食用，也可熬粥、做汤。还可以串成冰糖葫芦，吃上几颗有利于健脾开胃；或是做成山楂罐头，晾凉后食用，可以改善睡眠，增进食欲，利于消化。对食积引起的脾气虚也有治疗效果。

搭配宜忌

山楂＋荷叶✅
二者搭配食用，可排毒消脂。
山楂＋猪肝❌
山楂不能和猪肝同食，否则会降低营养价值。

山楂味酸，加热后会变得更酸，食用后应立即刷牙。

《本草纲目》中记载：
"凡脾弱，食物不克化，**胸腹酸刺胀闷者，**于每食后嚼二三枚绝佳。"

粳米 强身好气色

健脾指数 ★★★★★

健脾美颜关键点

粳米性平，味甘，有健脾养胃的功效，对于脾胃不和，或有脾胃损伤的患者有很好的疗效。粳米是人体摄入 B 族维生素的重要来源，常食有助于碳水化合物、蛋白质和脂肪的代谢平衡，有利于控制体重，还能滋润面部皮肤，去除眼角皱纹。

健脾养颜吃法

粳米中含有大量的碳水化合物，作为餐桌上的美食，无论是熬煮成粥，还是做成鲜香可口的米饭，都是可以的。熬煮成粥可以补益肠胃，蒸成米饭食用可以强身健体。粳米不仅可以提供人体必需的营养，还可供应相应的热量，经常食用还具有延年益寿的功效。

搭配宜忌

粳米＋莲藕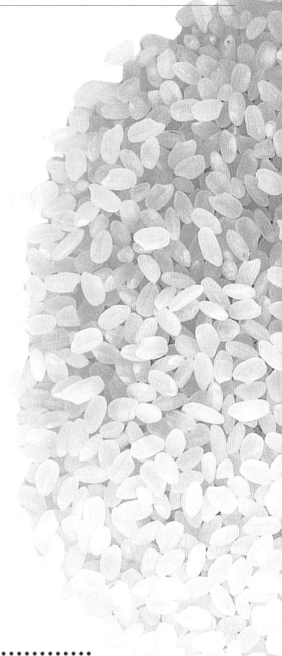
二者搭配食用，有健脾、开胃、益血的功效。

粳米＋食用碱
碱会破坏食物中的维生素 B_1，降低食物中的营养价值。

《本草纲目》中记载：

"粳米可健壮筋骨，**益肠胃，通血脉，**调和五脏。"

糖尿病患者不宜多食。

扁豆 健脾化湿

健脾指数 ★★★★★

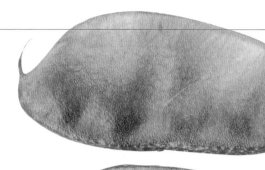

健脾美颜关键点

扁豆蛋白质含量极高，还富含多种矿物质元素及丰富的维生素，常食能健脾利湿、消暑消肿、补虚补血。中医书籍提到扁豆，味甘而不甜，气清香而不窜，性温和而色微黄，可缓解脾虚所致的面色萎黄。对于脾不好的人来说，多食扁豆是十分有益的。

健脾养颜吃法

扁豆被称为"豆中之王"，是一种营养价值很高的食物，扁豆晒干炒制后是一味中药，健脾止泻效果佳。扁豆可炒菜、煮粥、煲汤，每周吃一次扁豆，可以除掉体内的湿气。吃扁豆的时候，如果能和扁豆衣一起食用，效果更佳。

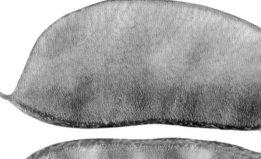

搭配宜忌

扁豆＋砂仁 ✅
二者搭配食用，有利于祛除体内的湿气。
扁豆＋黄瓜 ❌
二者同食，会降低营养成分。

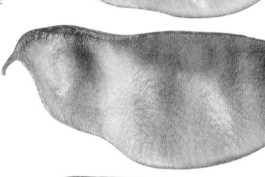

《**本草纲目**》中记载：
"止泄泻，消暑，
暖脾胃，除湿热，
止消渴。"

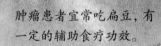

肿瘤患者宜常吃扁豆，有一定的辅助食疗功效。

猪肚　醒脾开胃

健脾指数 ★★★★★

健脾美颜关键点

猪肚性微温，味甘。从中医的理论来看，猪肚自古以来就是一味补益脾胃的药膳主食。猪肚含有蛋白质、脂肪、碳水化合物、维生素等，具有补虚损、健脾胃的功效，搭配薏米食用可润滑、细嫩皮肤，修复疤痕性皮肤，还可消除面部水肿现象。

健脾养颜吃法

猪肚作为一种食材，可烹调出各种美食，既可作为爆、烧、拌和什锦火锅的原料，还可煲汤、煮粥。猪肚有很好的滋补食疗功效，经常食用还能健脾补虚、益气开胃。对保养皮肤的女性来说，猪肚是食疗餐桌上一道必不可少的养颜美食。

搭配宜忌

猪肚＋糯米 ✅
二者搭配食用，更加补脾益胃。

猪肚＋莲子 ❌
二者不宜一起食用，否则易中毒。

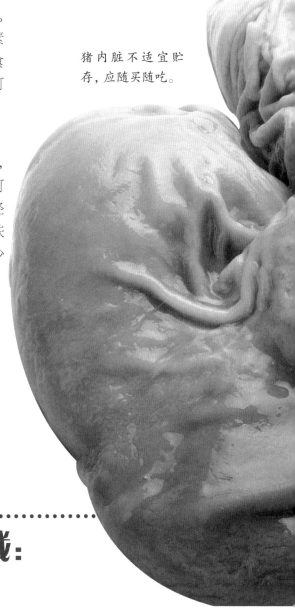

猪内脏不适宜贮存，应随买随吃。

《本草纲目》中记载：

"暖肠胃，除寒湿反胃，**虚胀冷积，**阴毒。"

豆腐 清洁肠胃

健脾指数 ★ ★ ★ ★

豆腐禁与橘子同吃，
否则易患甲状腺肿大。

健脾美颜关键点

豆腐性平，味甘、咸，为碱性食物。其钾含量约为钠的 18 倍，有助于清除体内毒素，清洁肠胃。豆腐所含的维生素 E，能起到降糖减脂的作用。除此之外，豆腐还有美白保湿的功效。对于想要塑身减肥的女性朋友来说，经常食豆腐是个不错的选择。

健脾养颜吃法

豆腐营养极其丰富，含有铁、钙、磷、镁和其他人体必需的多种微量或常量元素，素有"植物肉"的美称。豆腐的食用方法很多，可凉拌、炖食、炒食或制成腐乳，烹调前用盐水将豆腐焯一下，可保证豆腐在烹饪过程中不易碎。身体虚弱、营养不良、气血双亏之人宜食，豆腐皮最宜女性食用。

搭配宜忌

豆腐＋海带 ✅
二者搭配，可以健脾利湿。

豆腐＋蜂蜜 ❌
二者搭配一起食用，易导致腹泻。

《本草纲目》中记载：
"豆腐，益气和中、
生津润燥、清热解毒、消温止痢、
治赤眼、解硫黄、消酒毒。"

牛奶 生津润肠

健脾指数 ★★★

健脾美颜关键点

牛奶性平、微寒，味甘。有镇静安神的作用，对体虚、气血不足、脾胃不和者有益。喝牛奶能够促进睡眠安稳，可治疗失眠。早晨喝牛奶对上班族的女性来说还可以缓解疲劳，提高工作效率。牛奶能润泽肌肤，常饮还可使皮肤白皙、细腻、光滑且富有弹性。

健脾养颜吃法

牛奶是最古老的天然饮料之一，被誉为"白色血液"。可直接饮用，还可以做成蛋糕、奶酪、酸奶等。最好不要空腹喝牛奶，应先吃一些面包或馒头类的碳水化合物，有利于人体对蛋白质的吸收。

搭配宜忌

牛奶+红枣 ✅
二者搭配食用，可防止皮肤干燥及暗沉，使皮肤白皙，有光泽。

牛奶+猕猴桃 ❌
二者搭配一起食用，易导致腹胀、腹泻，影响消化吸收。

《本草纲目》中记载：

"牛奶，补益劳损，润大肠，治气痢，除黄疸，老人煮粥甚宜。"

在喝牛奶前后 1 小时左右，不宜吃橘子。

南瓜 健脾养胃

健脾指数 ★★★★★

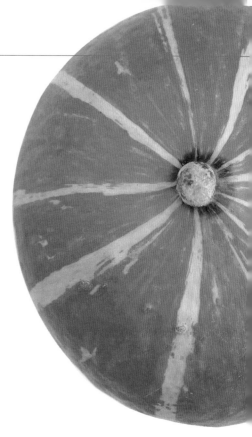

健脾美颜关键点

南瓜性温，味甘。南瓜中富含的果胶可消除对身体有害的细菌毒素，并且能够在一定程度上延缓肠胃对脂质的吸收，从而起到减肥的作用。南瓜含有极其丰富的维生素 A，能够强化黏膜，预防感冒，还能防止皮肤粗糙，有美容、健身的效果。

健脾养颜吃法

南瓜的食用方法很多，可蒸，可煮还可做汤，做南瓜饼。最常见的就是蒸南瓜：先将南瓜去皮，去瓤，洗净切成长 2 厘米左右的条，摆放在盘里备用。葱、姜、蒜都切末，香菜切段，除香菜外全入锅中爆香，盛出浇在摆好的南瓜上，蒸熟撒香菜即可食用。

搭配宜忌

南瓜＋虾皮 ✔
有温中健脾养胃的功效，适于胃痛隐隐、神疲乏力患者。

南瓜＋辣椒 ✘
二者同食，南瓜中的维生素 C 会被破坏，降低营养价值。

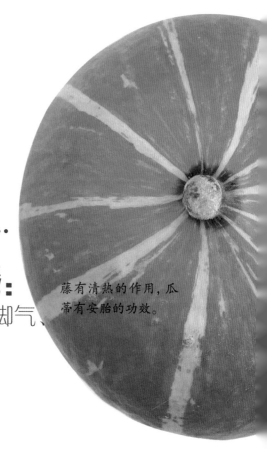

藤有清热的作用，瓜蒂有安胎的功效。

《本草纲目》中记载：
"南瓜补中益气，但多食发脚气、黄疸。不能同羊肉一起食用，否则令人气壅。"

胡萝卜 温补脾胃

健脾指数 ★★★★

健脾美颜关键点

医学研究发现，胡萝卜中的胡萝卜素能够保护人体肠胃的黏膜，促使肠道益生菌的生长，从而调节肠道的菌群平衡。对于女性来说，美容是生活中不可或缺的一部分，适量吃胡萝卜，不仅可以促进人体新陈代谢、滋润皮肤、缓解皮肤干燥、减少色素沉着、祛除面部皱纹，还可以保养头发。

健脾养颜吃法

胡萝卜是一种物美价廉的美容佳品。可直接生食，也可炒食，还可和苦瓜一起榨汁，能瘦身美容，还能提高机体免疫力。需要特别注意的是，胡萝卜含有大量的胡萝卜素，女性如果胡萝卜吃多了，容易引起月经异常，严重者还可能导致不孕，所以吃胡萝卜要适量，不要食用过多。

搭配宜忌

胡萝卜＋菊花 ✅
二者搭配食用，可清热解毒、滋补养血，营养更加丰富。

胡萝卜＋红枣 ❌
二者同食，红枣中维生素 C 会被破坏，从而会使营养流失。

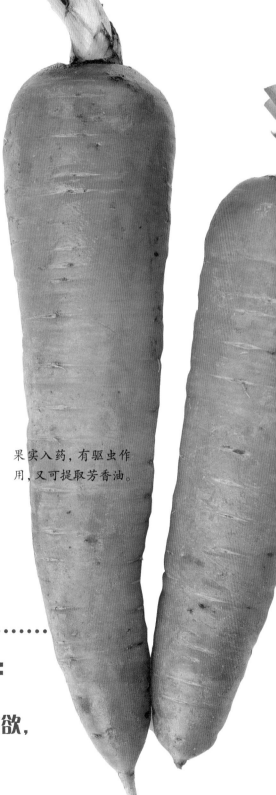

果实入药，有驱虫作用，又可提取芳香油。

《本草纲目》中记载：

"胡萝卜可下气补中，**利胸膈和肠胃，安五脏，增强食欲，**对人体有利无害。"

白萝卜 预防皮肤衰老

健脾指数　★★★

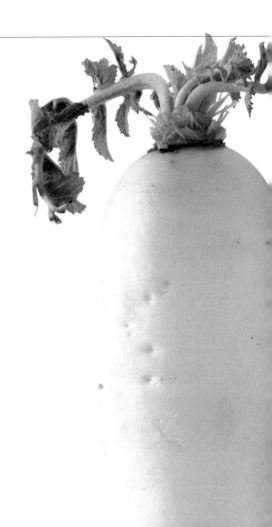

健脾美颜关键点

　　白萝卜性凉，味辛、甘。白萝卜含有丰富的膳食纤维，可延缓身体对食物的吸收，并能促进肠胃的蠕动，从而有助于体内代谢废物的排出，避免皮下脂肪堆积，所以经常食用白萝卜可以起到降脂减肥的目的。白萝卜所含的维生素C有抗氧化的作用，可防止皮肤衰老，保持皮肤白净、嫩滑，有光泽。

健脾养颜吃法

　　白萝卜是很常见的一种蔬菜，可生食、调成凉菜，也可炒食或煲汤，还可以制成白萝卜水，加一点白糖稍微搅拌，当饮料饮用，每天一小杯，对消化和养脾有很好的作用。如若上火了还可以捣汁漱口，用于治疗口腔溃疡。

搭配宜忌

白萝卜＋粳米 ✅
二者搭配食用，有止咳化痰、健脾益胃的作用。

白萝卜＋菠萝 ❌
二者不宜同食，否则易引发甲状腺肿大。

《本草纲目》中记载：
"白萝卜可治反胃、肺痿咳血、**大肠便血、满口烂疮、久嗽痰喘、便秘等症。**"

白萝卜很适合用水煮熟后，放点白糖做饮料饮用。

栗子 厚补肠胃

健脾指数 ★★★★

健脾美颜关键点

　　栗子性温，味甘、咸。富含维生素C，可抗氧化，减缓细胞老化速度，防治骨质疏松，促进身体代谢。把栗子捣散后和蜂蜜调和，涂在脸上，能去掉皱纹，令人面部光滑。栗子中所含的维生素 B_2 可以加速口腔溃疡的愈合，口腔溃疡患者可常食栗子。

健脾养颜吃法

　　栗子是碳水化合物含量较高的干果食品，可以蒸食、炒食，还可以与粳米一起熬煮成粥，能益气健脾，增强脾胃功能。其含有的维生素C可防治骨质疏松，每天吃几颗栗子，或是早晨喝一碗温热的栗子粥，长期坚持，必能延缓衰老，以达延年益寿的功效。

搭配宜忌

栗子＋红枣 ✅
二者同食，可健脾益胃。
栗子＋牛肉 ❌
二者同食，会降低营养价值且不易消化。

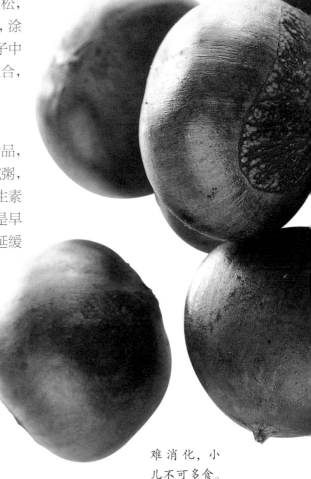

难消化，小儿不可多食。

《**本草纲目**》**中记载：**
"栗子可以治肾虚、
腰腿无力，通肾益气，
厚肠胃。"

樱桃 养颜益脾

健脾指数 ★★★★

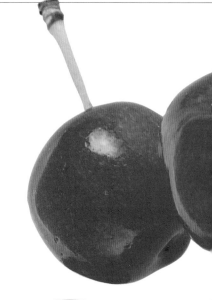

健脾美颜关键点

　　樱桃性温，味甘、微酸。被人们誉为"春天第一果"。中医认为樱桃不仅在水果家族中占有重要地位，还具有很大的药用价值。樱桃全身皆可入药，且本身具有丰富的维生素及矿物元素，用樱桃汁涂擦面部，还可祛皱纹、消斑，使面部红润、白皙。

健脾养颜吃法

　　樱桃营养丰富，所含蛋白质、胡萝卜素、维生素含量较高，可直接食用，也可榨成汁饮用，还可在煮粥时放上两颗樱桃点缀，既能食用，又可配色。樱桃还有补血的作用，促使血红蛋白生成，防治缺铁性贫血，可增强体质，健脾养颜。女性贫血的现象很常见，每天吃几颗樱桃，对身体是有很大益处的。

搭配宜忌

樱桃＋西米 ✅
二者同食，可补充营养和能量，活血通络。
樱桃＋螃蟹 ❌
二者同食，很容易产生不易消化的物质，会刺激肠胃。

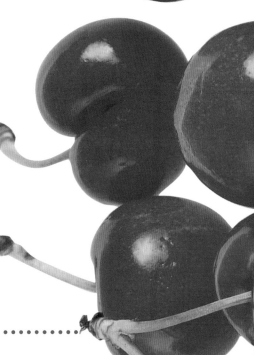

《本草纲目》中记载：

"樱桃可调中，益脾气，
养颜，美志，
止泄精、水谷痢。"

樱桃含有一定量的氰甙，食用过多会引起铁中毒或氰化物中毒。

大蒜　天然抗生素

健脾指数　★★★★

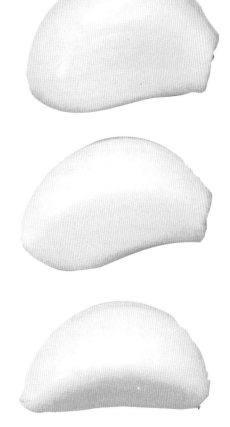

健脾美颜关键点

　　大蒜性温，味辛。大蒜中的酸辣素具有很强的杀菌能力，可促进肠道蠕动，帮助排便，同时还可消除疲劳，增加对维生素的吸收利用率。常食大蒜还可达到保持皮肤健美和去除色斑的作用，还对女性的脾肾有益处。

健脾养颜吃法

　　大蒜含有丰富的硒，具有抗氧化能力，能减缓细胞老化速度，使游离嘌呤含量降低。另外，大蒜具有杀菌防感冒，减少胆固醇，降低血压、血糖的功效。大蒜可做配料，起调味和杀菌作用。可在吃瘦肉或煮粥时加入大蒜，也可与其他蔬菜搭配食用，以促进营养吸收。

搭配宜忌

大蒜＋茄子 ✅
两者搭配，消毒杀菌，提高机体的免疫力。

大蒜＋蜂蜜 ❌
二者搭配会发生生化反应，刺激肠胃。

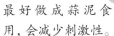

最好做成蒜泥食用，会减少刺激性。

《本草纲目》中记载：

"蒜可益脾肾，止霍乱吐泻，**解腹中为安，消积食，温中调胃，**除邪祛毒气，下气，治各种虫毒。"

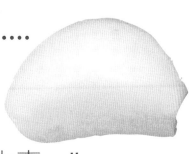

蜂蜜 润肠通便

健脾指数 ★★★★

健脾美颜关键点

蜂蜜性平，味甘，其主要成分为人体极易吸收的果糖和葡萄糖，既可以补充体力，还可消除疲劳。蜂蜜含有数量众多的抗氧化剂，而且是碱性食物，能清除体内氧自由基，防衰老。让我们的肌肤更加白皙、细嫩、光滑，同时还可预防粉刺和消除皱纹，起到美容护肤的功效。

健脾养颜吃法

蜂蜜不仅是一种天然的食品，还是一种常见的滋补品，还可作为蜜饯加工的材料。蜂蜜可以和萝卜、柠檬、柚子、芹菜等多种蔬果一起食用，能防治多种疾病。若是想喝蜂蜜水，最好是用温水冲饮。常饮蜂蜜水不仅可以美容养颜，还可达到延年益寿的功效。

搭配宜忌

蜂蜜＋枇杷 ✅
二者搭配有化痰止咳、疏肝理气的功效，能辅助控制流感病毒，防治伤风感冒。

蜂蜜＋李子 ❌
二者同食，会产生不良反应，可能会导致腹泻。

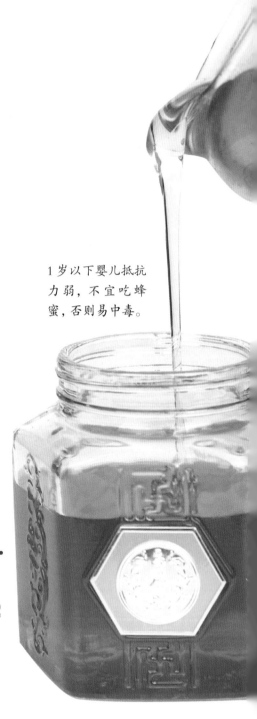

1岁以下婴儿抵抗力弱，不宜吃蜂蜜，否则易中毒。

《本草纲目》中记载：
"蜂蜜的五种功效：
清热也，补中也，解毒也，
润燥也，止痛也。"

菱角 养血减肥

健脾指数 ★★★★★

健脾美颜关键点

菱角，熟者甘平，鲜者甘凉，营养丰富，含有丰富的淀粉、蛋白质、葡萄糖及多种维生素，易消化吸收，具有健脾养胃、补肾养血之功效。古人认为多吃菱角可以补五脏，除百病；能乌发润肤，使皮肤白嫩光滑；还能轻身，有减肥健美的作用。

健脾养颜吃法

水煮菱角是最常见的吃法，先将菱角放在水中泡 30 分钟，洗净，然后将洗净的菱角放入锅中，再倒入水没过菱角，放入葱段、姜片、花椒、八角、香叶，盖盖，大火煮沸，改中火煮15 分钟。食菱角可增加饱腹感，不易堆积脂肪，适合在减肥期间食用。

搭配宜忌

菱角＋粳米 ✅
二者都属于健脾的食物，搭配食用效果更佳。
菱角＋猪肉 ❌
二者同食，会引起腹泻、肚子痛。

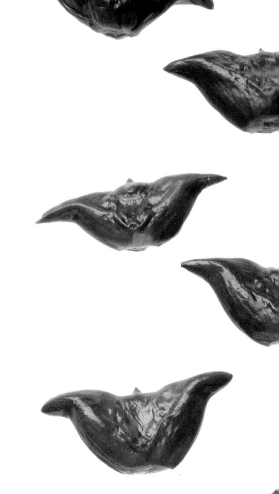

菱角具一定的抗癌作用，可防治食管癌、胃癌、子宫癌等。

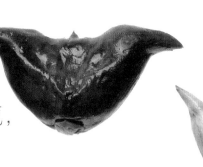

《本草纲目》中记载：
"菱角能补脾胃、强股膝、健力益气，**菱粉粥有益胃肠，**可解内热。"

榛子 提神助力

健脾指数 ★★★★★

健脾美颜关键点

　　榛子性平，味甘。本身富含油脂，使所含的脂溶性维生素更易为人体所吸收，对体弱、病后虚羸、易饥饿的人都有很好的补养作用。维生素 E 含量高达 36%，能有效地延缓衰老，防止皮肤晒黑，润泽肌肤。且榛子本身有一种天然的香气，具有开胃的功效，丰富的纤维素还有助消化和防治便秘的作用。

健脾养颜吃法

　　榛子一般炒食。炒的过程中，注意不要炒焦，炒熟后，可以随时食用，去壳嚼肉，量不拘，可开胃进食、明目、增进体力。除此之外，榛子还可以在煮粥或者煲汤时加入。煮粥的时候，如果根据个人口味再调入适量蜂蜜，那就更美味了，但是要注意，榛子吃多了很容易上火，一般每次吃几颗（25~30 克），每周 3 次比较合适。

搭配宜忌

榛子＋草莓 ✔
含维生素 C 的草莓与含铁的榛子同吃，有助于预防贫血，增强体力。

榛子＋柿子 ✘
榛子含油脂多，柿子性凉，二者同食，易发生腹泻。

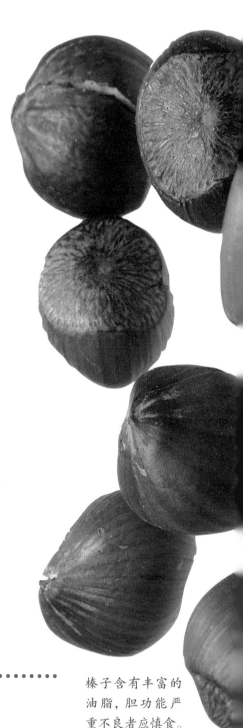

榛子含有丰富的油脂，胆功能严重不良者应慎食。

《开宝本草》中记载：
"榛子能够益气力，
实肠胃，令人不饥，健行。"

丝瓜 清热解毒

健脾指数 ★★★★

食用丝瓜时应去皮，可凉拌、炒食、做汤食或榨汁用。

健脾美颜关键点

中医认为，丝瓜性平，味甘，有通经络、行血脉、凉血解毒的功效。尤其是老丝瓜筋络贯穿，类似人体的经络，借助老丝瓜之气能导引人体经络通畅、气血通顺。丝瓜所含的皂苷、水溶性膳食纤维可将肠道内多余脂肪随粪便排出体外，减少体内血脂。女性常食丝瓜，还可改善月经不调、痛经等症。

健脾养颜吃法

丝瓜不宜生吃，一般可烹食、煎汤服用，还可搭配鸡蛋一同烹炒，使其营养功效发挥到最佳。做丝瓜汤的时候，还可以加些红枣、玫瑰花、菊花等调味，有抗皱消炎、美颜淡斑的功效。但要注意，丝瓜在去皮时，不要削太深，保留较多绿色的部分更好，口感较脆，补水保湿的效果也极佳，女性常食，不会增加身体的负担，很适合夏天食用。

搭配宜忌

丝瓜＋毛豆 ✅
二者同食，可清热祛痰，还有防止便秘的功效。
丝瓜＋菠菜 ❌
丝瓜性凉，菠菜也性凉，二者同食易引起腹泻。

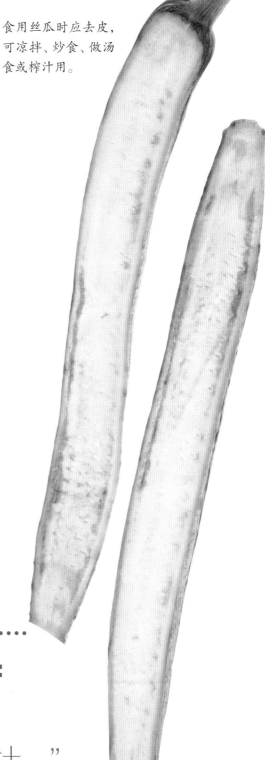

《本草纲目》中记载：

"丝瓜可以除热利肠，
祛风化痰，凉血解毒，杀虫，
通经络，行血脉，下乳汁。"

土豆 宽肠通便

健脾指数 ★★★

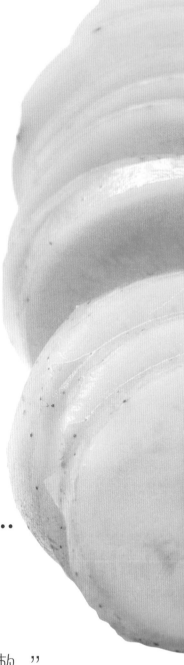

发芽多的或皮肉变黑绿的土豆不能食用。

健脾美颜关键点

土豆在生活中是最熟悉不过的食材了，在最常见的蔬菜里，土豆最容易入味，口味可以说是千变万化，不喜欢吃土豆的人很少。而且土豆是高蛋白、低脂肪、低热量的健康食品，营养又丰富，且含大量优质纤维素、微量元素、氨基酸、蛋白质与优质淀粉等营养元素，有呵护肌肤、保养容颜的功效，可使皮肤嫩滑，还可清除面部色斑。

健脾养颜吃法

土豆作为一种含碱性很高的食物，有利于中和体内新陈代谢产生的酸性物质，维持体内的酸碱平衡，具有一定的美容和抗衰老的作用。无论你是蒸、煮、卤、炸，还是炒或是凉拌都能呈现出各种风味，比如凉拌土豆丝、醋熘土豆丝，或是尖椒土豆丝等都是很美味的。但要注意，选取土豆的时候，发青的土豆和长了芽的土豆是不能吃的。

搭配宜忌

土豆+牛奶 ✅
土豆富含维生素和碳水化合物，牛奶富含蛋白质和钙，二者同食营养丰富。

土豆+柿子 ❌
二者同食，在胃酸的作用下会凝聚，形成胃结石。

《本草纲目》中记载：

"土豆可解诸药毒，如生研水服，**吐出恶物就止。**煮熟了吃，则养人肠胃，止咳嗽。"

西红柿 健胃消食

健脾指数 ★★★

健脾美颜关键点

　　西红柿性微寒，味甘酸。其所含的维生素及胡萝卜素可保持皮肤弹性，西红柿在蔬果类中算是热量比较低的了，非常受女性欢迎，多吃几个也不用担心热量过高会发胖。不仅如此，西红柿中的番茄素，还助于减少脂肪堆积，从而达到减肥的目的。

健脾养颜吃法

　　西红柿是非常常见的一种蔬菜，它的食用方法有很多，可以生吃、凉拌、炒食、煮粥、煲汤，等等。凉拌西红柿时，先将西红柿切好，再往上面撒上适量白糖就可以了。炒食的话，西红柿炒鸡蛋是"最佳搭档"，西红柿中的胡萝卜素和番茄素有舒展皱纹、祛斑、美白的作用，经常食用则可以使女性的皮肤细腻光滑有光泽。

搭配宜忌

西红柿＋鸡蛋 ✅
二者同食，营养丰富且具有滋补、美容的功效。
西红柿＋红薯 ❌
二者同食，容易形成结石，产生腹痛、腹泻的症状。

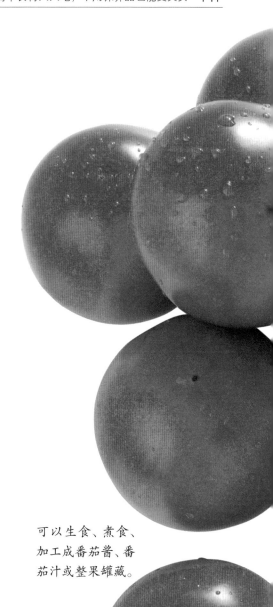

可以生食、煮食、加工成番茄酱、番茄汁或整果罐藏。

《陆川本草》中记载：

"西红柿，甘酸微寒，生津止渴，**健胃消食**，治口渴、食欲不振。"

花生 健脑润肤

健脾指数 ★★★★

健脾美颜关键点

　　花生性平，味甘。其含有丰富的维生素 E 和锌，维生素可促进新陈代谢，锌则是人脑合成的重要原料，在一定程度上可以延缓脑功能退化、滋润皮肤。除此之外，花生所含膳食纤维能吸附体内毒素并将其排出体外，减少有害物质在体内的堆积，有助于减肥和健身。

健脾养颜吃法

　　一般花生以炖食最佳，还可以凉拌、煮粥、煲汤、炒花生米，等等。现在还用于一些小吃中，比如煎饼、凉皮中也会撒上一些花生碎，更美味。一般食用花生时，要连同花生红衣一起食用，因为花生红衣的营养要远远高于花生仁的营养。将花生与芝麻、粳米一起煮粥，再搭配几个红枣熬煮，既可补虚，又能补血。

搭配宜忌

花生＋香蕉 ✅
二者食用，可提高烟酸含量，可维持皮肤、消化系统的健康。

花生＋苦瓜 ❌
花生油脂多，苦瓜性凉，二者同食，易发生腹泻。

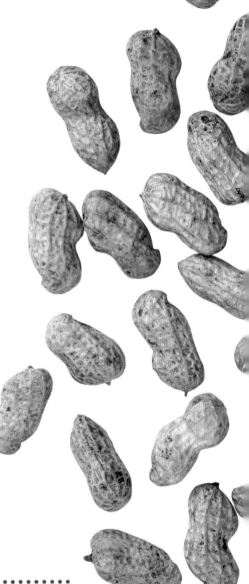

《本草纲目》中记载：

"花生可以悦脾和胃，**润肺化痰，滋养补气，**清咽止痒。"

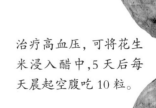

治疗高血压，可将花生米浸入醋中，5 天后每天晨起空腹吃 10 粒。

莲藕 健脾止泻

健脾指数 ★★★★

健脾美颜关键点

　　莲藕，生性寒，熟性温，味甘。有清热除烦之功，特别适合因血热而长"痘痘"的女性朋友食用。煮熟后由寒变温，有养胃滋阴、健脾益气养血的功效，是一种食补佳品，特别适合因脾胃虚弱、气血不足而表现为肌肤干燥、面色无华的女性。

健脾养颜吃法

　　莲藕的食用方法有很多，可单独做菜，也可与其他食物搭配食用。藕段间的藕节是一味良药，具有健脾开胃、养血、止血的作用，还能改善气色。可做莲藕汁：取莲藕适量，洗净，去皮，榨汁，每次服2匙。可根据个人口味调入冰糖或蜂蜜，非常适合面部有痤疮的女性食用。

搭配宜忌

莲藕＋绿豆 ✅
二者同食，健脾开胃、疏肝利胆。

莲藕＋铁器 ❌
莲藕接触铁器，易变色，营养价值降低。

根根叶叶，花须果实，无不为宝，都可滋补入药。

《本草纲目》中记载：

"莲藕可补中养神，除百病。

常服，轻身耐老，延年益寿。

并除寒湿，止脾泄久痢。"

黄豆 防治贫血

健脾指数　★★★★

健脾美颜关键点

　　黄豆性平，味甘。素有"豆中之王"的美称。其含有丰富的铁元素，且易被人体吸收利用，可健脾补血，对缺铁性贫血十分有利。一般女性身体虚弱也是因为精血虚，一遇有风的天气，皮肤会干燥粗糙，头发干枯分叉，多食黄豆可加速新陈代谢，促进排毒，令肌肤细腻有光泽。

健脾养颜吃法

　　黄豆通常有一种豆腥味，很多人不喜欢。一般情况下，我们可以在炒黄豆时，滴几滴黄酒，再放入少许盐，这样豆腥味会淡得多，或者在磨成豆浆的过程中，调入少许的白糖，也能减轻豆腥味。对女性来说，常食黄豆，可令皮肤白皙，有光泽。

搭配宜忌

黄豆＋玉米 ✅
二者同食，加强肠胃蠕动。

黄豆＋酸奶 ❌
影响消化和吸收。

《本草纲目》中记载：

"宽中下气，
利于调养大肠，
消水胀肿毒。"

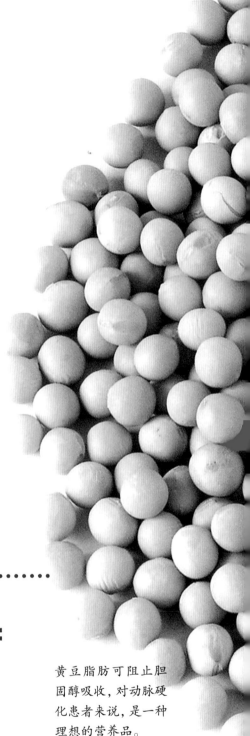

黄豆脂肪可阻止胆固醇吸收，对动脉硬化患者来说，是一种理想的营养品。

黑豆 补脾益肾

健脾指数 ★★★★

健脾美颜关键点

　　黑豆性平，味甘。含有丰富的维生素，其中维生素 E 和 B 族维生素含量最高，维生素 E 的含量比肉类高 5~7 倍。我国古人虽不知道黑豆含有较多的维生素 E，却从实践中得知它是一种美容食品。对年轻女性来说，还有驻颜、明目、乌发等美容养颜的功效。

健脾养颜吃法

　　黑豆的营养价值很高，可以和黄豆搭配一起制成豆浆，或是煲汤、煮粥，比如黑豆粥：取黑豆 20 克，粳米 100 克，白糖适量。将黑豆用温水提前浸泡一夜后，与淘洗干净的粳米一同入锅，加水适量，熬煮成粥后，加入白糖调味，即可食用。

搭配宜忌

黑豆＋牛奶 ✅
让肌肤白皙、有光泽。

黑豆＋葵花子 ❌
二者同食会降低营养价值。

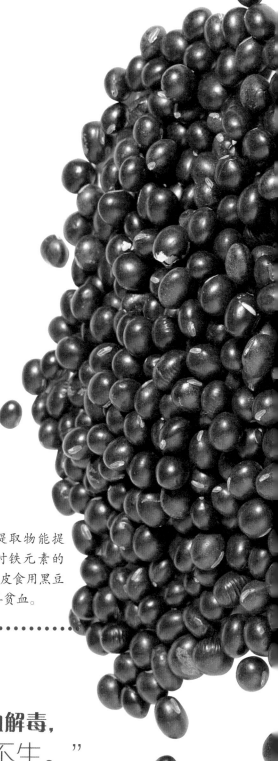

黑豆皮提取物能提高机体对铁元素的吸收，带皮食用黑豆能够改善贫血。

《本草从新》中记载：

"黑豆属水性寒，可以入肾。

治水、消胀、下气、治风热而活血解毒，

长期食用黑豆，可百病不生。"

红豆 清淡利水

健脾指数 ★ ★ ★

健脾美颜关键点

红豆性平，无毒，且有减肥的功效，能防止脾胃为水湿所困所导致的气机不畅而上火。发生口腔溃疡，除了饮食注意清淡，还要多食一些利水的食物，红豆的利水效果就很好，常食可促进排出滞留在体内的水液，而使尿量增多，预防和改善水肿，还可防止皮肤干燥。

健脾养颜吃法

红豆是一种非常普遍的食物，可做红豆粥、豆沙包、熬汤、糕点等，深受女性朋友的喜爱，红豆和薏米是很好的搭配，二者搭配煮粥，长期食用，还能瘦腿。要记得煮红豆时，一定不能用铁锅。一旦红豆中的花色素与铁结合，就会变成黑色，会降低营养价值。

搭配宜忌

红豆＋薏米 ✅
有利于减肥。

红豆＋白茅根 ✅
有利于消除水肿。

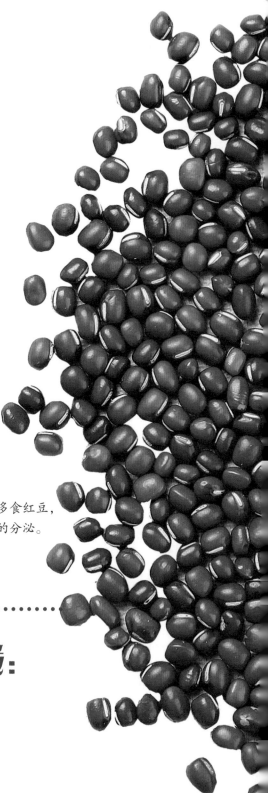

哺乳期妇女多食红豆，可促进乳汁的分泌。

《本草从新》中记载：
"下水肿，排痈毒脓血，**疗寒热，止泻痢，利小便……**
健脾胃。"

木瓜 健脾消食

健脾指数 ★★★★

健脾美颜关键点

　　木瓜性温，味酸。木瓜果肉厚实细致、甜美可口、营养丰富，素有"百益果王""水果之皇"之雅称。木瓜含有一种酵素，能消化蛋白质，有利于人对食物进行消化和吸收，有健脾消食之功，女性吃木瓜对胸部有保养作用，胸部发育不良的女性可常食。

健脾养颜吃法

　　木瓜最简单的吃法就是切成瓣，去籽后生吃，不过木瓜利尿，吃了木瓜会使尿量增加。可以简单加工一下再吃，比如上锅蒸熟，加蜂蜜吃。木瓜是美容的佳品，可做木瓜蒸牛奶，有点生的木瓜可以切成片，在开水锅内稍烫一下，然后做凉拌菜，很脆很爽口。

搭配宜忌

木瓜＋牛奶 ✅
二者同食，可消除疲劳。

木瓜＋南瓜 ❌
降低营养价值。

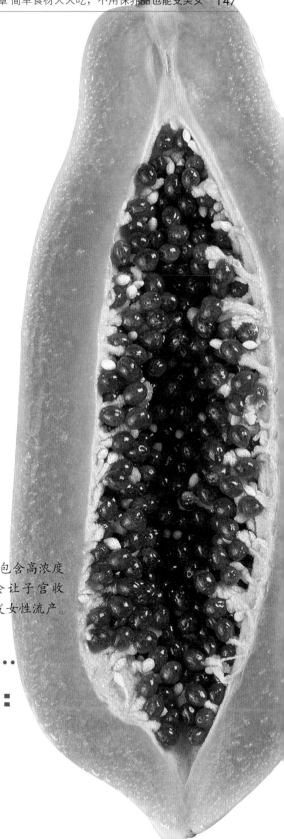

未成熟木瓜包含高浓度乳液物质会让子宫收缩，容易引发女性流产。

《本草纲目》中记载：
"市瓜所主霍乱吐利转筋、**脚气,**
皆脾胃病⋯⋯"

白糖 生津益脾

健脾指数 ★ ★ ★

健脾美颜关键点

白糖性平，味甘。具有和中益脾、舒肝润肺、止咳、滋阴等功效。适当的食用白糖可提高人体对钙的吸收，为机体提供能量，维持心脏和神经系统正常功能，保肝解毒。白糖还能防止低血糖引起的头晕、乏力、恶心等症状。

健脾养颜吃法

白糖一般都是作为调味品食用。比如，炒菜时不小心把盐放多了，加入适量白糖，就可解咸。

如果是制作蛋糕最好选用白砂糖，以颗粒细密为佳，因为颗粒大的白砂糖往往由于使用量较高或搅拌时间短而溶解不充分。

搭配宜忌

白糖＋百合 ✅
润肺止咳，清心安神。

白糖＋葡萄干 ❌
不利于吸收和代谢，应避免同食。

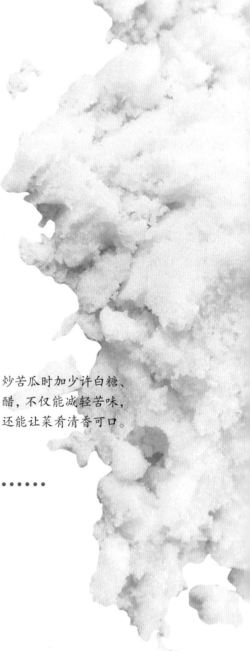

炒苦瓜时加少许白糖、醋，不仅能减轻苦味，还能让菜肴清香可口。

《本草纲目》中记载：

"白糖可治心肺燥热，**治嗽消痰，解酒和中，**助脾气，缓肝气。"

荔枝 滋补美肤

健脾指数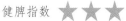

健脾美颜关键点

　　荔枝性温，味甘、酸。荔枝所含的天然葡萄糖特别多，对补血健肺有特殊的功效，对血液循环也有促进作用；荔枝含有丰富的维生素，常食可防止产生雀斑，令皮肤更加光滑、细腻。此外，荔枝对大脑还有补益的作用，能明显改善失眠、健忘等症。

健脾养颜吃法

　　荔枝有补脑健肾、开胃益脾的功效，与适量的白酒一起搭配做成荔枝酒饮用，对胃痛有一定的疗效。每天饮一小杯荔枝酒，有助于睡眠。如果荔枝搭配红枣食用，能促进血液循环，常食还可以达到美容养颜的效果，使皮肤白皙、嫩滑。

搭配宜忌

荔枝＋红枣 ✅
更好地起到美容养颜的功效。

荔枝＋黄瓜 ❌
黄瓜中的维生素 C 分解酶，会降低荔枝的营养。

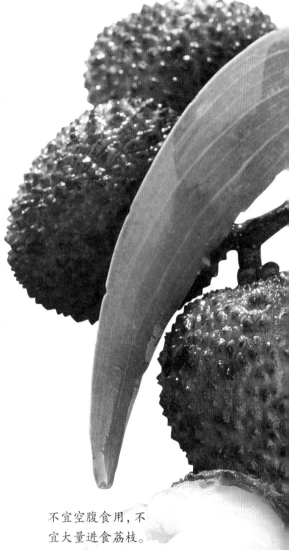

不宜空腹食用，不宜大量进食荔枝。

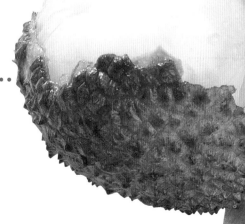

《本草纲目》中记载：

"荔枝可止渴，益人颜色，**提神健脑。可治头晕，心胸气闷，**烦躁不安，背膊不适。"

香蕉 清脾滑肠

健脾指数 ★ ★ ★

健脾美颜关键点

香蕉性凉，味甘。是一种纯天然的护肤佳品。女性适当吃些香蕉，能缓和肠胃的刺激，抑制体内有害细菌的生长。因香蕉含有丰富的膳食纤维，还具有减肥的功效。此外，香蕉对女性保养头发、去皱除斑、祛痘、去角质等都有很好的作用。

健脾养颜吃法

自制香蕉醋：取香蕉切片，与苹果醋、红糖一起放在密封瓶里。一般要放 24 小时才可以食用，如夏天温度较高，可放在冰箱中存放。每天三餐时间分别饮用 1 汤匙香蕉醋就能达到减肥的作用。这种在家自制的香蕉醋可以直接喝，也可以用白开水稀释饮用，脾胃虚寒者少食。

搭配宜忌

香蕉＋冰糖 ✔
滋润肠燥、解毒生津、通便泄热。

香蕉＋红薯 ✘
同食会腹胀，不利于健康。

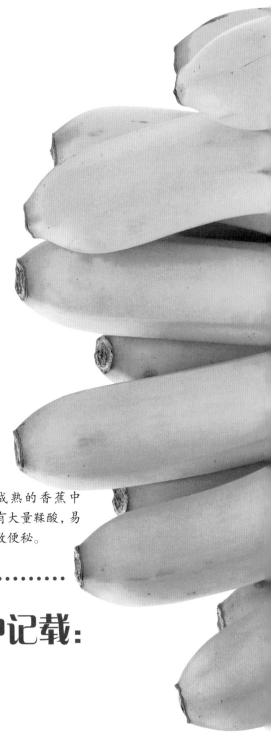

未成熟的香蕉中含有大量鞣酸，易导致便秘。

《本草纲目拾遗》中记载：
"香蕉可清脾滑肠，
脾火盛之食之，
反能止泻、止痢。"

绿豆 去脾胃火

健脾指数 ★★★

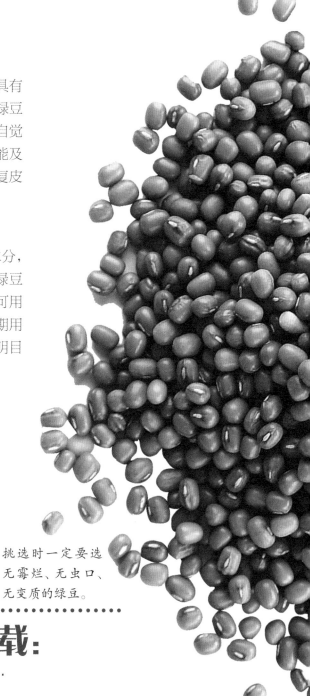

健脾美颜关键点

绿豆性寒，味甘。能清解暑热，同时具有养阴生津的作用，适合身体虚弱者食用。绿豆能清热解毒、活血化瘀，可治暑天发热或自觉内热及伤于暑气的各种疾病。常食绿豆能及时改善皮肤干燥、色斑及黄褐斑，还能恢复皮肤的弹性。

健脾养颜吃法

夏天喝绿豆粥能清解脾胃火、补充水分，而且它的软糯口感也能增进人的食欲。绿豆皮有很强的清热解毒功效，能明目退翳，可用于治疗眼病。因此，对于电脑族来说，长期用眼疲劳，对症每天喝一碗绿豆粥，有很好明目保健作用。

搭配宜忌

绿豆＋南瓜 ✓
两者同食，可缓解夏季身热口渴。

绿豆＋鱼 ✗
同食会影响其消化吸收。

挑选时一定要选
无霉烂、无虫口、
无变质的绿豆。

《本草纲目》中记载：

"消肿通气，清热解毒……
补益元气，和调五脏，
安神，通行十二经脉。"

黄瓜　解毒消肿

健脾指数　★★★★★

健脾美颜关键点

　　黄瓜性凉，味甘。入脾、胃、大肠经。夏天天气炎热，人们常食黄瓜，以此来清凉降火。对于脾胃火旺的人来说，黄瓜可谓是一种清降脾胃之火的食物。黄瓜是厨房的美容剂，不仅可滋润皮肤，还有减少皱纹的美容效果。

健脾养颜吃法

　　取2根黄瓜，洗净，去皮后放入榨汁机榨汁，再根据个人口味，调入适量蜂蜜，调味即可饮用。夏天熬夜时，饮一小杯黄瓜汁，解毒消肿又解乏。此外，还可用黄瓜做面膜，能润肤、消除皱纹、淡化斑点。

搭配宜忌

黄瓜＋木耳 ✓
二者搭配食用，可平衡营养。
黄瓜＋红枣 ✗
不宜同食，否则易导致营养成分流失。

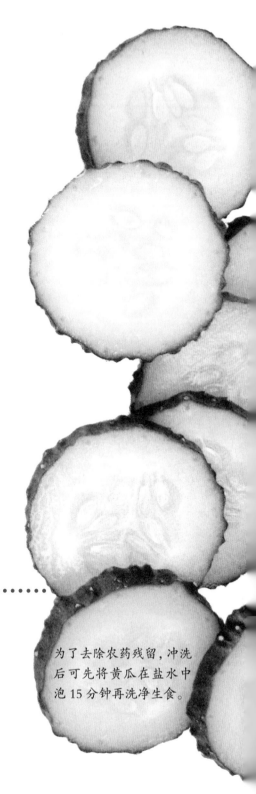

《**本草纲目**》**中记载：**
"黄瓜能清热解渴，
利水道。"

为了去除农药残留，冲洗后可先将黄瓜在盐水中泡15分钟再洗净生食。

羊肚 健脾补虚

健脾指数 ★★★★★

健脾美颜关键点

中医认为，羊肚性温，味甘，能够补脾气，暖胃。中医里面有"以脏补脏"之说，比如动物的肾脏能补肾，改善和肾虚有关的问题，动物的胃能补脾胃，增强脾胃的消化吸收能力，治疗和脾胃相关的疾病。多吃羊肚可益气养血，对于气色不好的女性来说，羊肚是滋补佳品。

健脾养颜吃法

羊肚可清炒、凉拌，也可以炖汤。还可煮粥：取羊肚 200 克，洗净，切小块，粳米 100 克，淘洗干净，川椒 2 个，洗净，切块，以上材料一同放入砂锅内，加适量水煮粥，熟时，加豆豉略煮即可食用。每天一碗，可以起到补益脾胃的作用。

搭配宜忌

羊肚＋冰糖 ✅
滋润肠燥、解毒生津、通便泻热。

羊肚＋红薯 ❌
同食会腹胀，不利于健康。

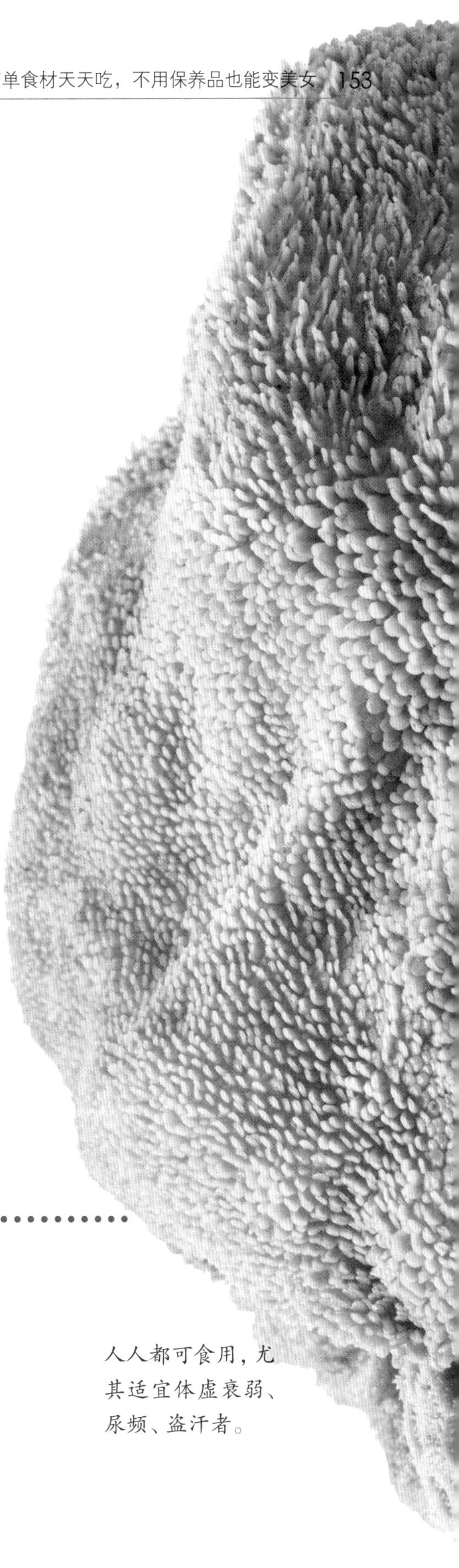

《本草纲目》中记载：

"止虚汗，治虚赢，**小便数，作羹食，**三五瘥。"

人人都可食用，尤其适宜体虚衰弱、尿频、盗汗者。

红薯 面色红润

健脾指数 ★★★★★

健脾美颜关键点

红薯有补虚、健脾开胃、益气生津等功效。脾胃气虚的人脸色不好，不妨吃点红薯，可美白淡化色斑。对于红薯的功效，中医记载："食补脾胃，益气力，御风寒，益颜色。"红薯能补脾胃，增强脾胃的气血化生作用，使肌肤得养，有助于改善脾胃气虚所致的"面子问题"。

健脾养颜吃法

红薯可以熬粥，也可以蒸着吃，或者是煲汤食用，都能起到较好的滋补功效。红薯缺少蛋白质和脂质，因此搭配蔬菜、水果及蛋白质食物一起吃，才不会营养失衡。午餐时吃红薯最好，钙质可以在晚餐前全部被吸收，不会影响晚餐时对其他食物钙的吸收。

搭配宜忌

红薯＋萝卜
可减少胃酸的产生。

红薯＋柿子
会使胃酸分泌过多，造成胃溃疡。

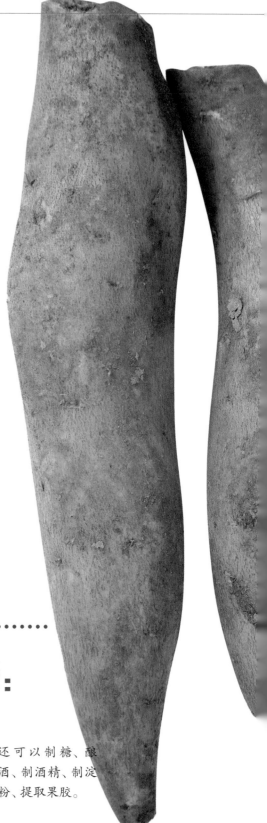

《本草纲目》中记载：

"补虚乏、
益气力、健脾胃、
强肾阴。"

还可以制糖、酿酒、制酒精、制淀粉、提取果胶。

香菇 改善胃胀

健脾指数 ★ ★ ★

健脾美颜关键点

　　香菇性平，味甘。可益气补虚、健脾胃。对于脾胃气虚导致的胃部胀满，可经常吃点香菇，不仅营养丰富，还能使皮肤滑润细腻，毛发得到营养而乌黑亮泽。另外，香菇能补益脾胃之气，可以增强脾胃的运化功能，也有助于舒畅脾胃气机，从而使胃部不适感消失。

健脾养颜吃法

　　香菇的食用方法很多，有煲汤、清炖、炒食等。我们常见的就是做香菇粳米粥或是香菇搭配小油菜炒食。在做香菇粳米粥的时候，如果再搭配木耳煮食。补益效果就更好了。炒食香菇小油菜时，要选用蚝油调味，更加美味。

搭配宜忌

香菇＋冬笋 ✅
有补益肠胃、增强免疫力的功能。

香菇＋猪肝 ❌
易破坏维生素的营养价值。

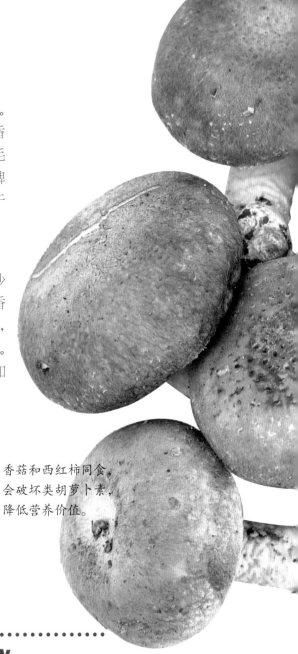

香菇和西红柿同食，
会破坏类胡萝卜素，
降低营养价值。

《本草纲目》中记载：

"香菇益气，不饥，治风破血。"

现代医生认为，香菇具有抗病毒、调节免疫功能和刺激干扰素形成等功能。

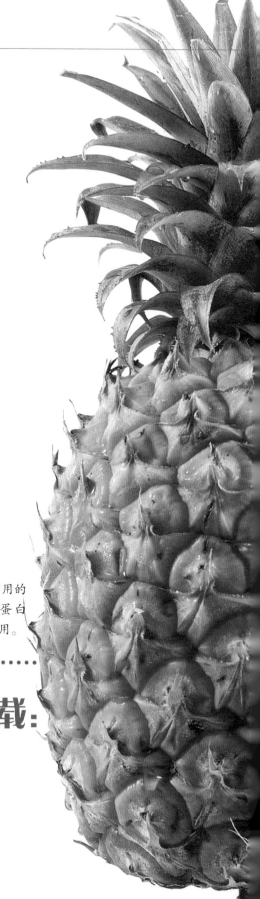

菠萝 健脾解渴

健脾指数 ★★★

健脾美颜关键点

　　菠萝性平，味甘酸。菠萝含有丰富的维生素C、碳水化合物、矿物质及各种有机酸，可健脾解渴、清热除烦，而且有助于女性淡化面部色斑，使皮肤润泽。且菠萝还含有蛋白质分解酵素，可分解蛋白质，帮助消化，菠萝特有的芳香还可促进唾液分泌，有助于治疗食欲缺乏。

健脾养颜吃法

　　菠萝不仅能生食，还能作为配料，加到肉汤里有提鲜的作用，如可做成菠萝鸡汤、菠萝肉汤，还可用菠萝炒肉。另外，切完的菠萝皮不要扔掉，这是去除异味的好材料，可放在刚装修完的屋子里吸附各种有害物质，冰箱里的异味也可去除，之后还能留下菠萝的香气。

搭配宜忌

菠萝＋猪肉 ✅
可分解猪肉蛋白，促进吸收。

菠萝＋虾皮 ❌
会刺激胃，导致呕吐。

菠萝中含有刺激作用的苷类物质和菠萝蛋白酶，应泡盐水后食用。

《食疗本草学》中记载：

"菠萝主治胃阴不足，**口干烦渴，消化不良，**少食腹泻。"

牛肉　预防胃下垂

健脾指数　★★★★★

健脾美颜关键点

牛肉性平，味甘。脾胃气虚若比较严重，会影响脾胃的升提固摄作用，导致胃下垂，影响脾胃消化吸收功能，出现腹胀、胃痛、食欲缺乏等问题。牛肉能补中益气、滋养脾胃，适用于气短体虚者食用，牛肉富含铁，女性常食可调经活血，面色红润。

健脾养颜吃法

牛肉用于煲汤、清炖、炒食等均可。牛肉炖南瓜：可先将牛肉洗净，切条，放入沸水中余一下；南瓜去皮，洗净，切条。将处理好的牛肉放入砂锅中，加适量水，大火煮沸，入料酒，小火煮 40 分钟，放入南瓜，炖到熟烂，加适量盐调味即可食用。

搭配宜忌

牛肉＋土豆 ✅
土豆中的叶酸可防止牛肉中的纤维太粗刺激胃黏膜。

牛肉＋韭菜 ❌
同食易上火，导致牙龈炎、口疮。

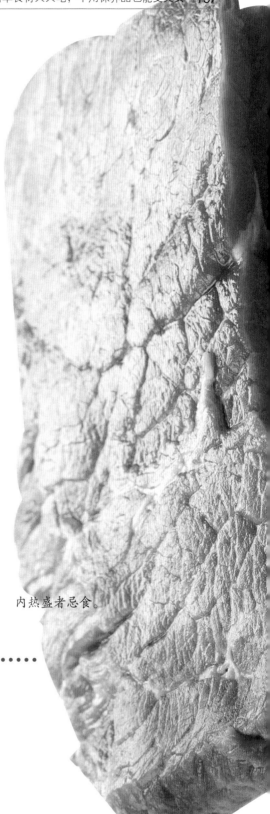

内热盛者忌食。

《本草纲目》中记载：

"牛肉可安中益气，养脾胃。**对腰脚有补益作用，**可以止消渴和垂涎。"

小茴香 促进食欲

健脾指数 ★★★★★

健脾美颜关键点

小茴香性温，味辛。具有除寒暖胃、理气散寒功效。小茴香叶有浓烈的香气，能除臭除腥，还能除寒暖胃，胃寒的人适宜食用。另外，小茴香也有健脾理气作用，能降胃气，促使脾胃之气顺畅而行。一般有口臭的朋友，可通过食小茴香改善此症状。

健脾养颜吃法

可将小茴香作为包子、饺子、馅饼中馅的调味料等。若做茴香粥，最好煎煮取汁熬煮成粥。取小茴香 15 克，粳米 100 克，锅中加水煎煮小茴香，取汁备用。粳米淘洗干净，加入适量水、煎好的汤汁，熬煮成粥即可食用。

搭配宜忌

小茴香＋当归 ✅
可缓解女性痛经。
小茴香＋韭菜 ❌
同食易上火，导致牙龈炎、口疮。

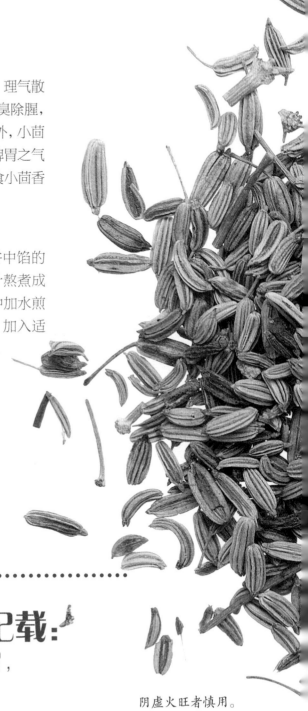

《**本草纲目**》中记载：
"小茴香性平，理气开胃，
夏月祛蝇辟臭，
食料宜之。"

阴虚火旺者慎用。

苦瓜 对付痤疮

健脾指数 ★★★★

健脾美颜关键点

苦瓜性凉，味苦。夏天暑热之气重，有些人会有食欲缺乏的问题，而苦瓜中的苦瓜苷和苦味素能增进食欲。苦瓜性寒，有清热消暑的作用。湿热上滞于面部肌肤，则肌肤易生痘痘、痤疮。苦瓜能清热除湿，所以可改善湿热导致的痘痘、痤疮。

健脾养颜吃法

苦瓜清炒、凉拌、熬粥、做汤均可，可根据自己的喜好来选择。苦瓜豆腐汤的做法：先将苦瓜洗净，切片，用盐腌一下，豆腐切块。砂锅中放入豆腐块、苦瓜片，加水适量，用小火煲熟，再加入盐、香油调味即成。注意，一次不可吃太多，以防损伤脾胃。

搭配宜忌

苦瓜＋青椒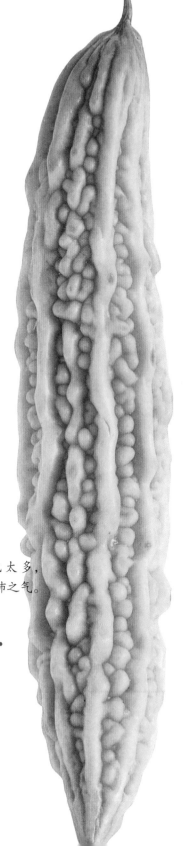
可解除疲劳、延缓衰老。
苦瓜＋虾皮
会降低虾皮的营养价值，对健康不利。

苦瓜不能吃太多，
以免损伤脾肺之气。

• •

《本草纲目》中记载：

"苦瓜可除邪热，解劳乏，
清心聪耳明目，轻身，使人肌肤润泽，
精力旺盛，不易衰老。"

竹笋 清热化痰

健脾指数 ★★★

健脾美颜关键点

　　竹笋性寒，味甘。脾胃有湿热会影响脾胃对水湿的运化功能，会生出痰湿，加重湿热。竹笋可除湿热，预防上火，防止粉刺、青春痘等，还能改善脾胃湿热所致的消渴、腹胀等问题。竹笋还具有低脂肪、低糖、多膳食纤维的特点，可促进肠胃蠕动，防止便秘。

健脾养颜吃法

　　竹笋适用于炒、烧、拌、炝，也可做配料或馅。香菇竹笋汤：取香菇 25 克，竹笋 15 克，金针菇 100 克，姜、盐各适量。将所有材料洗净，香菇切丝，姜切丝，竹笋切丝。将竹笋、姜丝放在汤锅中加适量水煮 15 分钟，再放香菇、金针菇煮 5 分钟，放盐调味即可。

搭配宜忌

竹笋＋鸡蛋 ✅
维持皮肤及消化系统的健康。

竹笋＋红糖 ❌
易形成有害物质。

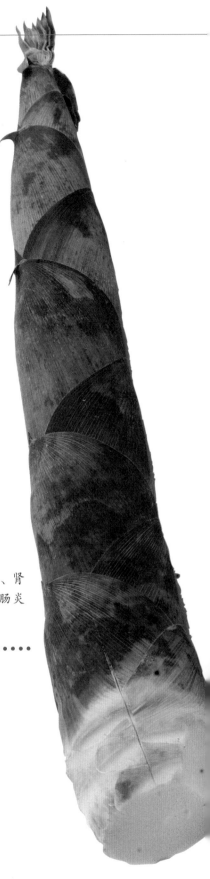

患有胃溃疡、肾炎、肝硬化、肠炎者不宜多吃。

《本草纲目》中记载：
"竹笋方而厚，
长食之，有延年益寿之功。"

红糖　除寒暖胃

健脾指数　★★★★★

健脾美颜关键点

　　红糖性温，味甘。天气转凉，胃寒的人要注意保暖，可喝姜糖水。姜性热，有除寒作用，还可使人面色红润；红糖也是性热的，二者同用，除寒暖胃的功效较强。这款茶饮也适合痛经女性饮用。中医认为痛经与气血循环不畅有关系，此茶能促进气血循环，从而使经期不痛。

健脾养颜吃法

　　红糖，一般可制作红豆汤、红糖糕、红茶、姜糖水、咖啡甜味剂等，皆醇厚独到。最简单的要数姜糖水：取姜 10 克，红糖适量。先将姜洗净，切成细丝。将姜放入砂锅中，加适量红糖，加水，大火煮沸，改小火煮 10 分钟左右即可饮用。

搭配宜忌

红糖＋红枣 ✓
有效缓解女性痛经。

红糖＋豆浆 ✗
不利于营养的吸收。

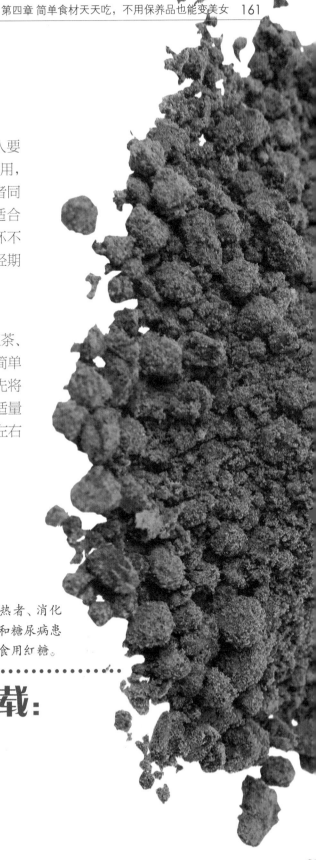

阴虚内热者、消化不良者和糖尿病患者不宜食用红糖。

《本草纲目》中记载：
"红糖性温，有健脾养胃、温中补气、化瘀祛寒、缓解痛经等功效。"

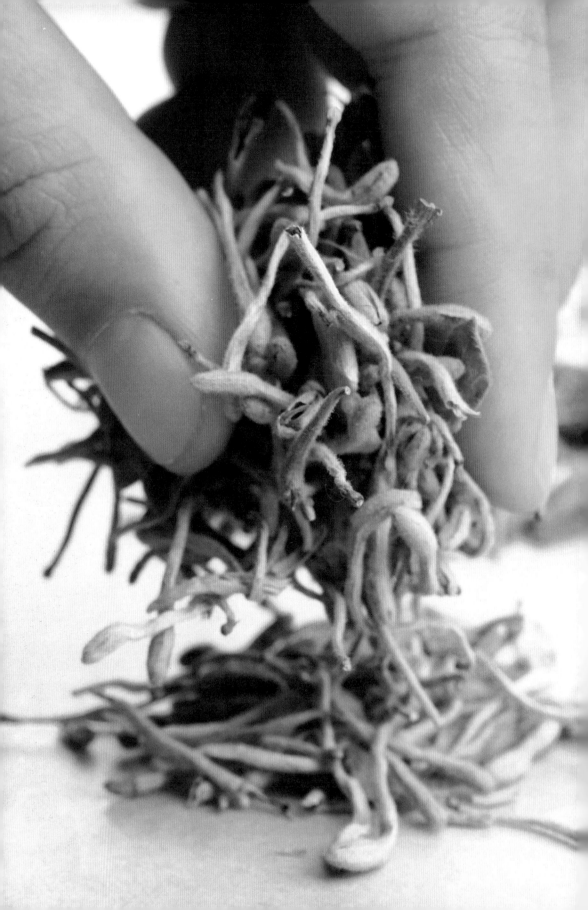

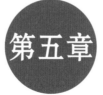

第五章

中药材补脾，
让女人更年轻

　　美容、减肥、健身……女人天生为了美丽而忙碌着。可是，古老的中医却说，人类外表的美丽与身体内部的脏腑、经络、阴阳气血有着密切的联系。中医认为"脾主运化"，脾胃功能好的女性，如果能消化吸收饮食中的水谷精微，也就是营养物质，并能传输至全身，脸色看起来就会很滋润。中药作为中华民族的瑰宝，有着价格低廉、副作用少等优点，所以通过中药食疗达到健脾的目的，使女性变得更加年轻漂亮。

肉豆蔻　行气化瘀

健脾指数 ★★★★★

健脾美颜关键点

　　肉豆蔻性温，味辛。有温中涩肠、行气消食的功效，有治疗虚泻、冷痢、脘腹胀痛、食少呕吐、宿食不消的作用。在西方国家，肉豆蔻被当作一种香料，用于烹调食物。肉豆蔻能促进胃肠蠕动，利于消化，女性常食不仅可防止皮肤干燥粗糙，且还利于减肥。

健脾养颜吃法

　　肉豆蔻主要用于治疗脾虚引起的泄泻，首先准备肉豆蔻 10 克，姜 2 片，粳米 50 克。后将肉豆蔻捣碎研为细末，用粳米煮粥，待大火煮沸后加入豆蔻末及姜同煮为粥，早或晚空腹服用，每天 1 次，脾胃不好的人，可每天服用 2 次。

搭配宜忌

肉豆蔻＋木香 ✅
用于治疗久泻不止。

肉豆蔻＋陈皮 ✅
行气化瘀，调经止痛。

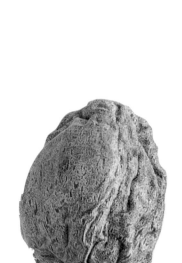

不宜多食，过量可引起中毒，出现神昏、瞳孔散大及惊厥。

《本草纲目》中记载：

"暖脾胃，固大肠。"

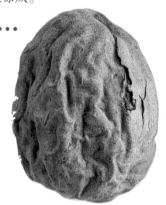

太子参 补脾润肺

健脾指数 ★★★★★

健脾美颜关键点

太子参性平，味甘、微苦。具有益气健脾、生津润肺的作用，能提高人体免疫功能。太子参的功效和作用是非常全面的，我们知道太子参可补血，一般女性月经不调，经血量较小，可在经前两周食用太子参，有助于调理气血，防止气血亏虚造成的脸色苍白。

健脾养颜吃法

太子参搭配麦冬，可补肺并润肺养阴。搭配黄芪，补益之效大增，常用于治劳倦乏力。搭配白术，共奏补益脾肺之功，同治虚劳、劳倦乏力者。久病、体弱之人脾胃被伤，出现饮食减少、乏力、自汗等症状时，可用其配伍山药、扁豆、谷芽等有健脾、消食作用的药物。

搭配宜忌

太子参＋百合 ✅
可滋阴、润肺、止咳化痰。

太子参＋萝卜 ❌
二者同食，易发生腹泻。

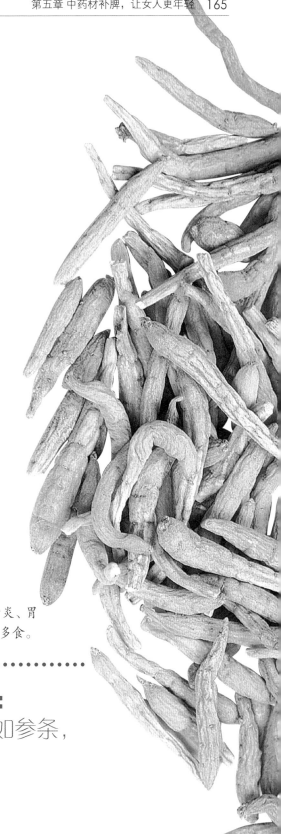

高血压及肾炎、胃炎患者不宜多食。

《本草从新》中记载：

"太子参（大补元气）虽甚细如参条，**短紧坚实，而有芦纹，**其力不下大参。"

薏米 健脾利尿

健脾指数 ★★★★★

孕妇及津枯便秘者忌用，滑精、小便多者不宜食用。

健脾美颜关键点

薏米性微温，味甘、淡。有健脾渗湿、除痹止泻、利水消肿、清热排脓的功效。根据现代研究，薏米含有三萜类化合物、多糖、固醇等功能性成分，能强身健体，增强免疫力。对女性面部的痤疮、痘痘、皮肤粗糙等有效，还可抑制黑色素形成，防止面部变黑。

健脾养颜吃法

薏米可以和多种食物搭配在一起食用。首先薏米和山药搭配一起食用，不仅可以除痰利湿，还可以增进食欲，这对于脾胃虚弱、饮食缺乏的人来说，确实是一个不错的选择。另外薏米和香菇搭配一起食用，可以除痰利湿、清热排脓。

搭配宜忌

薏米＋银耳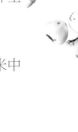
薏米可健脾利湿，搭配银耳一起食用可滋补生津，常食对脾胃虚弱的人有疗效。

薏米＋猪肝 ✕
薏米和猪肝中的铁结合，会妨碍人体对薏米中维生素 E 的吸收。

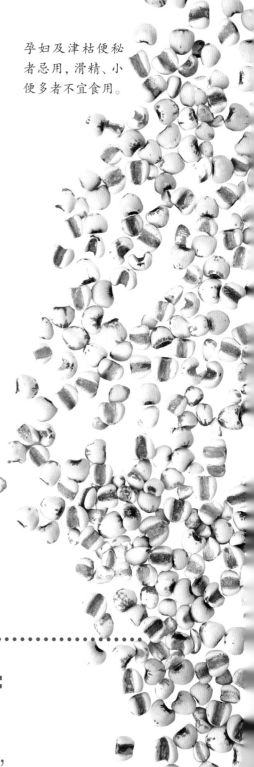

《本草纲目》中记载：

"薏米能健脾益胃，
补肺清热，祛风胜湿，
养颜驻容，轻身延年。"

丁香 生津益胃

健脾指数 ★★★★★

健脾美颜关键点

丁香性温，味辛。作为健胃剂，可缓解腹部气胀，增加胃液分泌，加强消化能力，减轻恶心呕吐。丁香的用途很多，民间常用其来治疗女性阴冷不孕、腰膝冷痛等，可与肉桂、附子、鹿角胶等相配。丁香还可改善女性贫血，治疗皮肤溃疡，改善肌肤粗糙。

健脾养颜吃法

丁香也有很多食用方法，可作为烹炒、卤烧等的调味料，每天常用量2~5克，用作药膳的话，还可以熬煮成粥，取丁香5克，粳米100克，姜末、红糖各适量。制作时，先将丁香择净，水煎取汁，与粳米同入砂锅，加水适量，煮粥，待沸时下红糖、姜末等，熬至粥熟即可食用。

搭配宜忌

丁香＋姜 ✅
二者同食，有补气养血、生津益胃的作用。

丁香＋郁金 ❌
不宜与郁金同用。

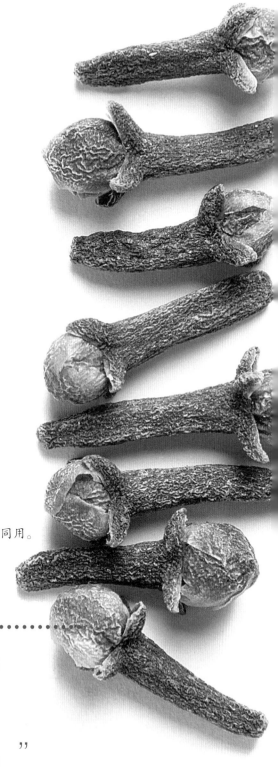

不宜与郁金同用。

《本草纲目》中记载：

"丁香，温，味辛，无毒，
主温脾胃，
止霍乱壅胀，风毒诸肿。"

芡实 补脾固肾

健脾指数 ★★★★★

健脾美颜关键点

芡实性平，味甘涩，入脾、肾经，有补脾益气的作用。尤其是脾虚而泄泻，或脾虚妇人带下者，食之最宜。芡实为滋养强壮性食物，和莲子有些相似，所含有的维生素及矿物质对女性抗衰老、改善皮肤暗沉、淡化黄褐斑和塑身都有很好的作用。

健脾养颜吃法

芡实在中国自古就是永葆青春活力、防止未老先衰之良物。其食用方法多样，多用于熬粥或制作汤羹食用，亦可碾磨成粉后制成糊状食用。吃芡实时要注意用慢火炖煮至烂熟，细嚼慢咽，方能起到充养身体的作用。

搭配宜忌

芡实＋莲子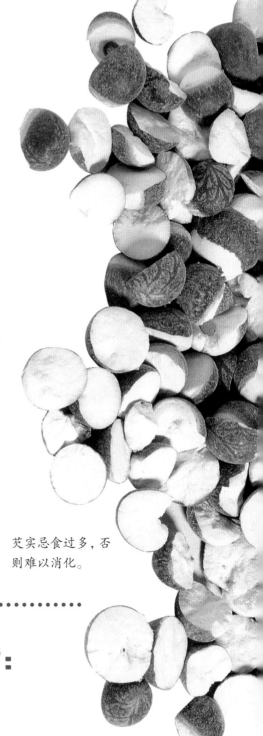
二者都属于健脾的食物，搭配食用效果更佳。

芡实＋薏米
二者同食，健脾利湿效果更加显著。

芡实忌食过多，否则难以消化。

《本草纲目》中记载：

"芡实主治湿痹、腰脊膝痛、**补中、除暴疾、益精气强志、**令耳目聪明、开胃助气、止渴。"

白术 健脾益气

健脾指数 ★★★★★

健脾美颜关键点

白术是菊科植物白术的根，其性温，味苦、甘。脾胃为后天之本，白术具有益气健脾的功效，能振奋脾阳，增强机体的消化与吸收功能，对于工作压力较大的上班族女性来说，常食白术，可补气益血、美白润肤，对皮肤粗糙、黄褐斑、肤色暗沉等具有很好的疗效。

健脾养颜吃法

清朝宫廷的补益长寿方中，白术的使用频率极高。直至现在也被用于补益脾气、脾气虚弱的朋友，可以取白术、茯苓各9克，党参、甘草各6克，水煎为四君子汤，可治倦怠乏力。同时白术还可以泡茶，常饮可健脾补肾，益气生血。

搭配宜忌

白术＋猪肚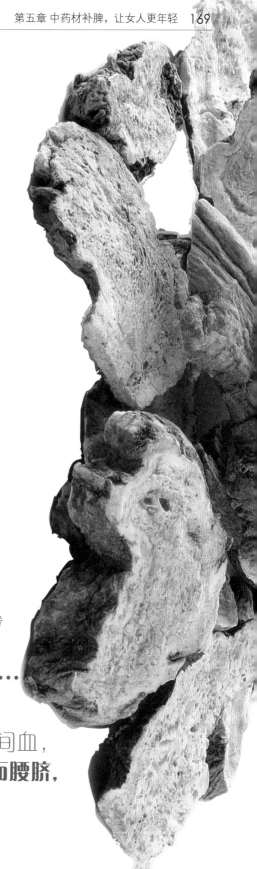
二者同食，有养血美颜、助安眠的作用。

白术＋猴头菇
二者同食，有活血通络、滋补的作用。

阴虚燥渴，气滞胀闷者忌服。

《本草纲目》中记载：

"止汗消痞，补胃和中，利腰脐间血，**通水道，上而皮毛，中而心胃，下而腰脐，**在气主气，在血主血。"

党参 补气益血

健脾指数 ★★★★★

健脾美颜关键点

　　党参性平，味甘，有健脾补肺、益气养血的作用。其所含皂苷、淀粉等对人体多个脏器有不同程度的强壮作用。党参为补中益气之要药，能纠正病理状态的胃肠运动功能紊乱。其益气养血的功能，还可帮助女性缓解月经不调、经量少、经期痛的症状，能补气血，可使面部红润有光泽。

健脾养颜吃法

　　党参是养脾效果显著的一味中药，其食用方法也多样，可煎汁煮粥食用，还可泡茶饮。或是做成党参乌鸡汤，具体操作方法是：先将乌鸡洗净，和调料一起放入汤锅，倒入适当凉水，大火烧开，转小火慢慢炖。炖好后放盐调味。稍煮片刻即可，期间不要搅动。每天1次。

搭配宜忌

党参＋白术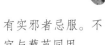
二者同食，补气、健脾除湿。

党参＋五味子
二者同食，可补血，改善面色萎黄。

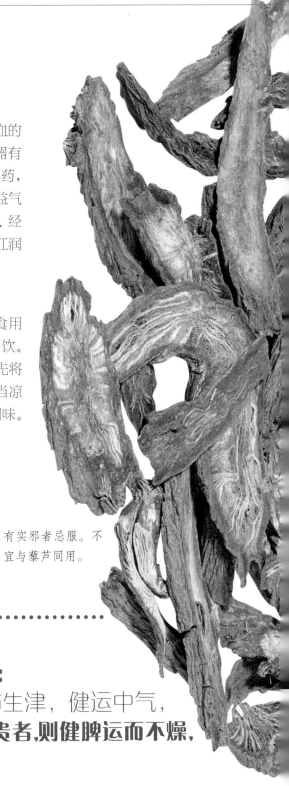

有实邪者忌服。不宜与藜芦同用。

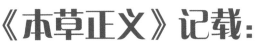

《本草正义》记载：

"党参力能补脾养胃，润肺生津，健运中气，**本与人参不甚相远。其尤可贵者，则健脾运而不燥，**滋胃阴而不湿。"

陈皮 理气健脾

健脾指数 ★★★★★

健脾美颜关键点

陈皮性温，味辛。是一种古老而传统的中药，具有理气、调中、燥湿、化痰、健脾等多种功效。含有苦味素、B 族维生素等，有促进消化、排除肠管内积气、增加食欲等作用。现代女性工作压力大，经常加班熬夜，常食陈皮可缓解压力带来的月经失调等。

健脾养颜吃法

陈皮就是晒干的橘子皮。可泡茶喝，也可熬煮成粥，还可做成自己喜食的菜肴，非常适宜脾胃气滞、消化不良、食欲不振之人食用。煮粥的话，可做陈皮茯苓粥、陈皮花生粥、陈皮海带粥，煮粥之前要先将陈皮切成细丝，这样更容易使陈皮在粥里入味，既美味又健康。

搭配宜忌

陈皮＋海带 ✅
二者同食，有补气养血、安神健脾的作用。
陈皮＋半夏＋南星 ❌
三者同用，不利于身体的健康。

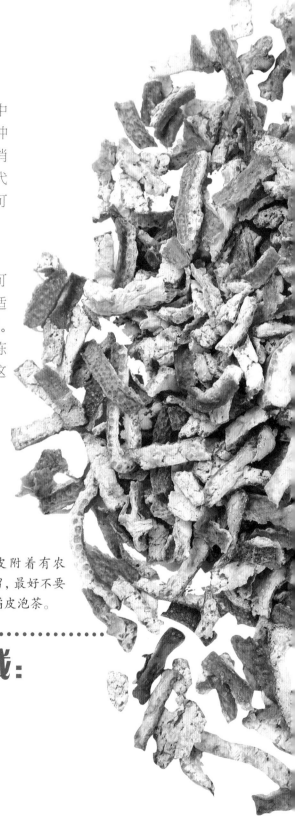

鲜橘皮附着有农药残留，最好不要用鲜橘皮泡茶。

《本草纲目》中记载：
"陈皮有三大类作用，
**一导胸中寒邪，二破滞气，
三益脾胃。**"

黄芪 增强食欲

健脾指数 ★ ★ ★ ★

健脾美颜关键点

黄芪性微温，味甘。黄芪是中药中最基本的用于提高肺与呼吸系统免疫能力的药材，可以用于因免疫力低下导致的虚汗病症，也可以用于补气和增进脾脏功能，改善代谢能力低下，可用于改善女性气虚所致的说话无力、走路没劲、脸色苍白等症状。

健脾养颜吃法

患者一般有食欲缺乏的问题，可用黄芪山药茶来进行食疗。黄芪的食用方法很多，可泡茶、煮粥。具体方法为：取黄芪50克，煎汤后，用煎过的汤液烧饭或烧粥，做成黄芪饭、黄芪粥，对身体大有裨益。也可泡茶饮用，可反复冲泡。

搭配宜忌

黄芪+山药 ✅
二者都是健脾的中药食材，一起食用效果显著。

黄芪+萝卜 ❌
黄芪是补气佳品，萝卜有降气的功效，二者搭配食用，会降低黄芪的补气效果。

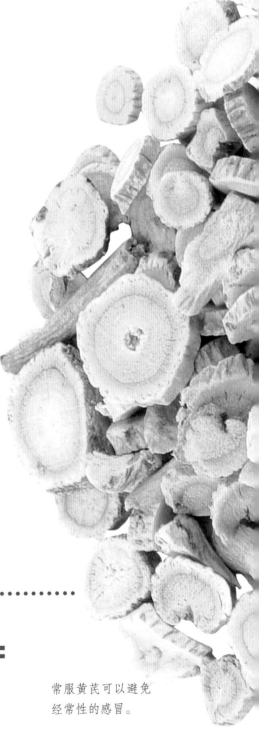

《本草纲目》中记载：

"耆长也，
黄芪色黄，
为补者之长故名……"

常服黄芪可以避免经常性的感冒。

茯苓 健脾安神

健脾指数 ★★★★★

健脾美颜关键点

茯苓性平，味甘、淡。茯苓具有利水通淋、健脾化湿、养心安神等作用。它的功效十分广泛，而且四季皆可食用。其含有丰富的蛋白质、无机盐、脂肪及多糖等，对健脾益气有很好的作用。有美容延年、滋养肝肾、补气润肠之功效，长期食用，可增强体力，养颜护肤。

健脾养颜吃法

茯苓和牛奶搭配食用，可去湿利水，使心神安宁。还可做茯苓豆腐，常食可健脾化湿、预防肥胖、减肥。如果是煮粥食用，最好将其打成粉，有利于消化和吸收，如果和山药一起搭配煮粥，健脾安神的效果更佳。每天一碗茯苓粥，不仅使面色有光泽，还能延缓衰老。

搭配宜忌

茯苓＋甘草 ✅
可以治疗脾胃虚弱，食少便溏。

茯苓＋醋 ❌
醋里的有机酸会削弱茯苓的药效。

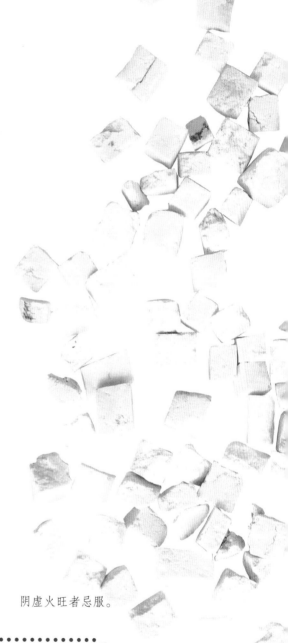

阴虚火旺者忌服。

《本草纲目》中记载：

"主胸胁逆气，忧恚惊邪恐悸，**心下结痛，寒热烦满咳逆，**口焦舌干，利小便。"

莲子 养心安神

健脾指数 ★★★★★

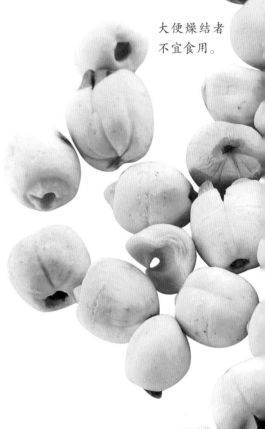

大便燥结者
不宜食用。

健脾美颜关键点

　　莲子性平，味甘、涩。含有丰富的蛋白质和碳水化合物，维生素含量高，具有补脾、益肺、养心的功效。莲子之所以具有良好的安神助眠、清热降火的功效，是源于它所含的生物碱有显著的强心作用。女性常食莲子还可治疗经期淋漓不断、白带增多的症状。

健脾养颜吃法

　　莲子可直接食用，也可煲汤、炒食。莲子与百合煲粥是一种极富营养的搭配，可润燥养肺、滋补强身，还可治疗神经衰弱、心悸、失眠等。莲子和粳米、山药、薏米一起搭配食用，补脾益胃效果更好。最常见的就是熬煮成粥，长期坚持，可补虚补气、养心安神、滋补元气。

搭配宜忌

莲子+山药 ✔
同属健脾食物，二者搭配食用，效果更佳。
莲子+山楂 ✘
二者搭配一起食用，会导致便秘。

《本草纲目》中记载：

"莲子味甘，气温而性涩，
清芳之气，得稼穑之味，
乃脾之果也。"

山药 滋养皮肤

健脾指数 ★★★★★

健脾美颜关键点

　　山药性平，味甘，归脾、肺、肾经。含薯蓣皂苷元、糖蛋白、维生素C、胆碱、黏液质、尿囊素、淀粉、游离氨基酸等，具有健脾补肺、益胃补肾的功效。山药不仅可以补虚，搭配排骨煮汤，对女性滋养皮肤、暖宫有很好保健作用。

健脾养颜吃法

　　健脾养颜以铁棍山药的效果最好，最简单的方法就是将铁棍山药洗净直接蒸煮。用洗碗铁砂球沾水轻拭山药表皮，把毛须和毛孔疙瘩去掉就可以，不需要用打皮刀削皮，皮里含有三分之一的营养，带皮吃营养更全面。

搭配宜忌

山药＋红枣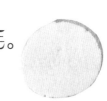
健脾养颜的功效更强。
山药＋碱性药物 ✖
二者同食，降低其营养价值。

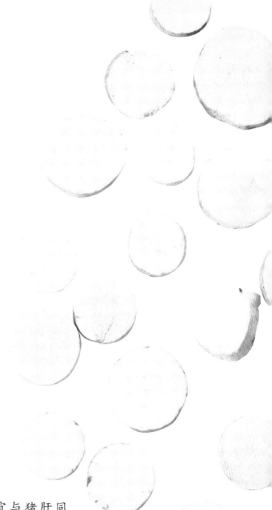

山药不宜与猪肝同食，便秘者不宜食用。

《本草纲目》中记载：

"山药可强盘骨，主泄精健忘。**益肾气，健脾胃，止泻痢，化痰涎，润皮毛。**生捣贴肿硬毒，能消散。"

阿胶 养血补血

健脾指数 ★★★

健脾美颜关键点

一般女性病都是源于精血虚、肝肾不足，所以治疗原则为补肝益血。阿胶能明显提高人体红细胞及血红蛋白的含量，通过补血而滋润皮肤。对于常常感到压力大的上班族女性来说，长期服用阿胶，可使脸色红润，肌肤细嫩，有光泽。是滋养皮肤，美容养颜之佳品。

健脾养颜吃法

阿胶为名贵中药，与人参、鹿茸并称"中药三宝"，自古以来作为强身健体之佳品。服用方法较多，可根据自己的喜好，在做饭、炒菜、喝水时，均可加入阿胶食用。还可做阿胶粥、煲阿胶汤，女性经常服食阿胶，冬天手脚冰凉的状况也将得到有效改善。

搭配宜忌

阿胶＋红枣 ✅
二者都是和血补血食物，同食更佳。

阿胶＋鸡蛋 ✅
二者同食，养心安神、补血滋阴。

脾胃虚弱、呕吐泄泻、腹胀便溏、咳嗽痰多者慎用。

《本草纲目》中记载：

"阿胶可治心腹内崩，腰腹痛，**四肢酸痛，女子下血。**久服，轻身益气。"

神曲 健脾开胃

健脾指数 ★★★★★

健脾美颜关键点

　　神曲性温，味甘、辛，无毒，归脾、胃经。神曲中有酵母菌。其成分有挥发油、苷类、脂肪油及 B 族维生素等，对胃肠的消化和吸收很有帮助，是治疗消化不良的一种名药。神曲搭配陈皮一起食用，还可补气补血，常食有延缓女性衰老的功效。

健脾养颜吃法

　　脾虚不运的女性，可每天煮一碗温热的神曲山楂粥。首先要将山楂和神曲洗净，锅中加水煎汁，取汁去渣。然后再将粳米洗净，锅内倒入粳米和适量水，大火煮沸，改小火熬煮，稍后加入药汁，煮成稀粥，加红糖调味即可。

搭配宜忌

神曲+山楂 ✔
健脾消食，理气化湿。

神曲+姜 ✔
二者同食，治疗脾胃俱虚。

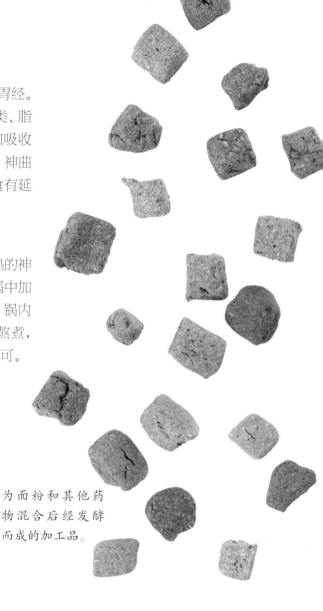

为面粉和其他药
物混合后经发酵
而成的加工品。

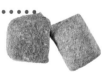

《本草纲目》中记载：

"消食下气，
除痰逆霍乱，
泻痢胀满诸疾。"

麦芽 开胃化积

健脾指数 ★★★★★

健脾美颜关键点

麦芽性微温，味咸，归脾、胃、肝经。麦芽中所含的消化酶和 B 族维生素，对于胃酸与胃蛋白酶的分泌有着促进作用，可以帮助消化食物，适合食积不消、脘腹胀痛者食用。麦芽的糖分很低，对于想要塑形瘦身的女孩子来说，常吃麦芽还可辅助减肥。

健脾养颜吃法

麦芽的做法有很多，比如可以做成麦芽面包、麦芽粥、麦芽馒头等。制作山楂麦芽饮，取麦芽 10 克，山楂 3 克，红糖 15 克。先将山楂切片与麦芽分别炒焦。取炒麦芽、炒山楂加水 1 碗，共水煎 15 分钟，取汁，加入红糖调味即可，每天 1 次。

搭配宜忌

麦芽+红枣 ✅
二者搭配食用，有滋阴补肌的作用。
麦芽+山楂 ✅
可补脾健肾、开胃化积。

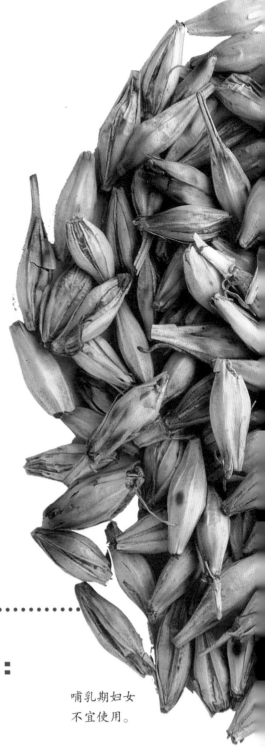

哺乳期妇女
不宜使用。

《本草纲目》中记载：
"消化一切米面诸果食积。"

谷芽 消食健脾

健脾指数 ★★★★★

健脾美颜关键点

谷芽性温，味甘，归脾、胃经。其功效与麦芽大致相同。谷芽中含有丰富的淀粉酶，有利于体内蛋白质的消化，可以起到开胃消食、消除胀满的作用，因此被人作为开胃消食的食材。故对于发育不良、饮食不振、营养缺乏的女性来说，谷芽是个不错的选择。

健脾养颜吃法

现在很多上班族女性脾胃都不好，吃东西吸收不了，没有食欲，或多吃一点胃就不舒服，其实针对这种情况，可以吃点谷芽。我们可以将谷芽做成粥，每天喝一碗，以缓解胃不适，在煮谷芽粥的时候，若能搭配山楂、神曲、麦芽、粳米一起熬煮，效果更佳。

搭配宜忌

谷芽+山楂 ✔
治疗消化不良、食积腹胀。

谷芽+麦芽 ✔
健脾开胃，增进食欲。

可改善食积不消、腹胀口臭、脾胃虚弱、不饥食少。

《本草纲目》中记载：
"快脾开胃，
下气和中，消食化积。"

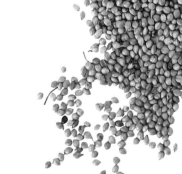

红花 活血通经

健脾指数 ★★★★★

健脾美颜关键点

红花性温，味辛。平时血液循环不好，手脚容易发麻、发凉的女性，就可以用红花搭配艾叶泡脚，坚持每天1次，不仅能够使血液循环问题得到改善，还能够在一定程度上提高睡眠质量。需要注意的是，泡脚不要用金属盆或塑料盆，否则药物的有效成分会流失。

健脾养颜吃法

通常用红花泡茶喝，具有一定的活血调经的功效，但是单纯用红花泡茶喝，效果较小，可适当搭配些益母草、当归一起饮用。除此之外，如果水煎红花服用，每天1次，也能起到很好的作用，孕妇或者有出血倾向者不可食用。

搭配宜忌

红花＋当归 ✅
活血祛瘀，通经止痛。

红花＋白芍 ✅
可治疗痛经且养颜。

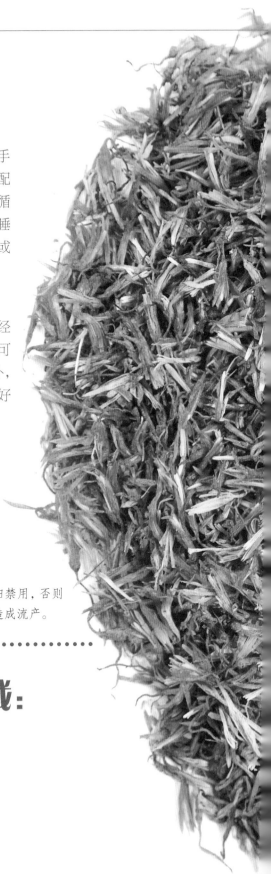

孕妇禁用，否则
会造成流产。

《本草纲目》中记载：

"红花，活血，
润燥，止痛，
散肿，通经。"

紫草 治斑疹痘毒

健脾指数 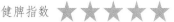 ★★★★★

健脾美颜关键点

　　紫草性寒，味甘、咸。有凉血、活血、解毒透疹的功能。很多女性朋友平时没什么问题，但是一到经期，一堆问题就出现了，例如出现了痘痘并且身体也出现水肿，那紫草就派上用场了。坚持食紫草有清热排毒的作用，可消除脸上的痘痘，治疗斑疹。

健脾养颜吃法

　　女性保养皮肤经常会用到紫草，因为紫草可以解决多种皮肤问题。举个例子，治疗血小板减少性紫癜：紫草、茜草各 30 克，煎水喝，每天 1 剂，每次 5~9 克，直至痊愈为止。此外，还可以外用，用植物油浸泡涂擦，可用于治疗女性阴道炎。

搭配宜忌

紫草＋牛蒡子＋连翘 ✅
可解毒，去斑疹。
紫草＋丹皮＋金银花 ✅
减轻麻疹症状，降低发病率。

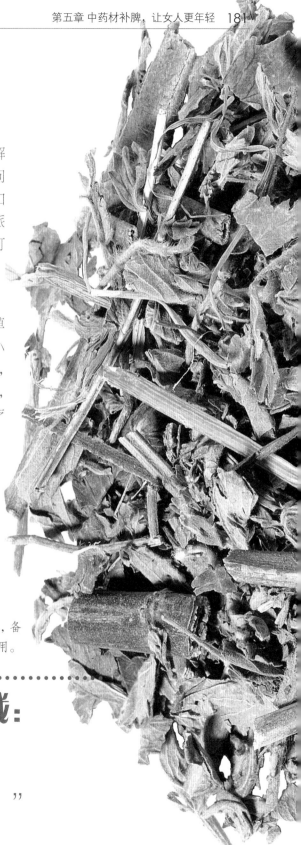

有避孕作用，备孕期女性慎用。

《本草纲目》中记载：

"紫草，
治斑疹痘毒，
活血、凉血，利大肠。"

核桃 补气养血

健脾指数 ★★★★★

健脾美颜关键点

核桃性平、温，味甘。最明显的功效就是健脾益气、养血养颜，其含有的蛋白质及不饱和脂肪酸，能补脑养血。此外，核桃还富含人体所需的钙、铁、磷等微量元素，营养丰富。多吃核桃可营养女性肌肤，使人白嫩，每天坚持吃上 3~4 个还可以延缓衰老。

健脾养颜吃法

核桃除了生食核桃仁外，还有煮食、炒食、蜜炙等多种食用方法。久吃以核桃仁磨粉煮成的"核桃粥"为佳，能营养肌肤，使人白嫩。核桃仁 5 个，白糖 30 克，捣烂如泥，放入锅里加黄酒 50 毫升，小火煎 30 分钟，每天 1 剂，分 2 次服，可缓解失眠。

搭配宜忌

核桃＋黑芝麻
可改善皮肤弹性，保持细腻，延缓衰老。

核桃＋白酒 ❌
同食，易导致血热，对身体不利。

核桃不能与野鸡肉、鸭肉同食。

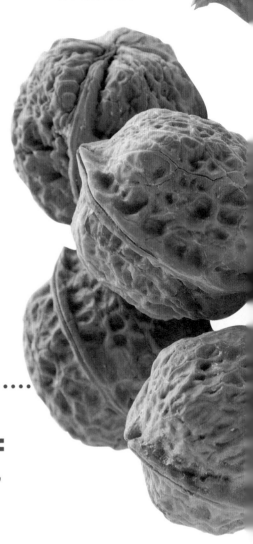

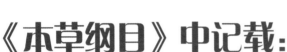

《本草纲目》中记载：

"核桃有补气养血，润燥化痰，**益命门，处三焦，**温肺润肠的功效。"

腰果 延缓衰老

健脾指数 ★★★★★

健脾美颜关键点

腰果味甘，性平，入脾、肾两经。能补脑养血，补肾健脾。腰果中的某些维生素和微量元素有很好的软化血管的作用，平时多吃点腰果，对保护血管、防治心脑血管疾病会大有益处。同时腰果还含有丰富的油脂，女性闲时吃2~3颗腰果，可使皮肤紧绷、细腻有光泽。

健脾养颜吃法

腰果一次不能吃过多，一般一天吃10~15颗就好，也可搭配一些其他简单食材一起食用，如西芹炒腰果。先将腰果洗净，后将芹菜、辣椒、葱切好。油烧热，放入腰果小火炸至两面微黄。再放入辣椒、葱煸香，放入芹菜，加盐，翻炒均匀，略炒即可关火。

搭配宜忌

腰果＋大蒜 ✅
有助消除疲劳，且具有护肤效果。
腰果＋蛤蜊 ❌
不宜同食，否则易造成营养成分流失。

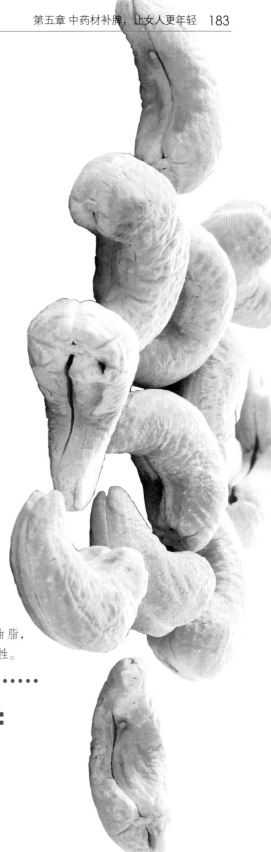

腰果外壳富含油脂，
但是这油脂有毒性。

《本草拾遗》中记载：
"腰果主渴，
润肺，祛烦，
除痰。"

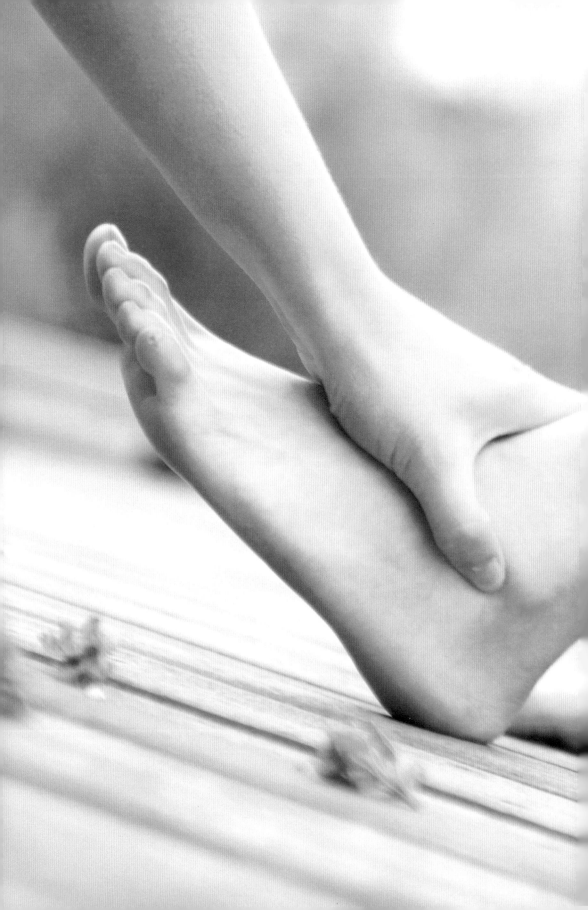

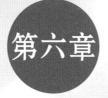

第六章

激活经络穴位，
可使女人更美

穴位治疗是我国医学的瑰宝。在遵循医嘱的情况下对特定的穴位进行按摩、艾灸、拔罐、刮痧，可以刺激身体的经络，调畅气血、疏通经气，还可增强身体的免疫力，强身健体。对于女性来说，这些也是保养皮肤、促进新陈代谢的有效方法。穴位治疗能使我们面色红润，皮肤白皙、光滑、细腻有光泽。针对女性养脾的问题，我们身上也有相对应的穴位，通过穴位治疗可以起到保健祛病的作用，让我们一起来了解一下吧。

足三里穴拔罐 5~10 分钟

可调理脾胃，补中益气，疏经活络，祛风化湿。 养脾

拔罐时间：
早晚均可

拔罐次数：
隔天 1 次

选择合适大小的罐具

拔罐程度：
❶皮肤红润
❷感觉紧绷 ❸感觉发热
❹感觉有轻微刺激

注意： 足三里处肌肉较少，可
将周围组织推到一起再拔罐。

足三里穴是一个强壮身心的要穴，它
是足阳明胃经上的"合穴"，也是胃的
"下合穴"，是人体最重要的保健穴位
之一，古人称之为"长寿穴"。传统中
医认为，在足三里穴拔罐具有调节机
体免疫力、增强抗病能力、调理脾胃、
补中益气、疏经活络、祛风化湿、扶正
祛邪的作用。应用时先找到足三里穴，
选择大小适宜的火罐吸拔，留罐 5~10
分钟。

精确定位：在小腿
前外侧，髌骨与髌韧
带外侧有一凹陷，直
下 3 寸处。

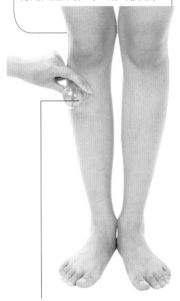

用火罐留罐 5~10
分钟，隔天 1 次。

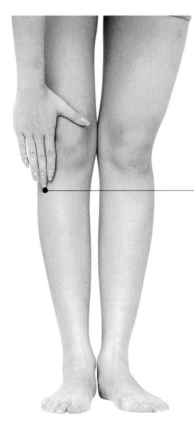

快速取穴：站位弯腰，
同侧手虎口围住髌骨
上外缘，其余四指向
下，中指指尖处，即
是足三里穴。

每天上午拍打脾经 10 分钟

保持气血畅通，调节气色，还有调经止带的作用。

养脾

拍打时间：
上午 9:00~11:00

拍打次数：
每天 1 次

握空拳，用掌指关节端拍打

拍打力度与顺序：
❶力度适中 ❷从上向下
❸感觉发热 ❹有轻微刺激感

注意： 孕妇不宜拍打脾经上的三阴交穴，否则易导致流产。

握空拳，用掌指关节端拍打。

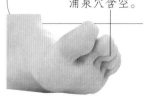

脾是消化、吸收、排泄的总调度， 又是人体血液的统领。巳时（9:00~11:00）轮脾经值班，此时拍打刺激脾经就是对脾最好的保养。脾经在人体的正面（胸腹）和侧面（下肢内侧），可采用拍打刺激的方式保养，但需注意拍打的力度要适中，每天上午适时拍打，每侧 10 分钟左右。

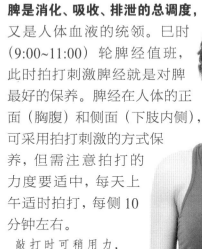

敲打时可稍用力，每侧敲打 10 分钟。

活动脚趾助消化

经常活动脚趾可以健胃、助消化。

养脾

活动时间：
睡前

活动次数：
每天 1 次

可在床上进行

活动程度：
❶有节奏 ❷力度稍重
❸感觉发热 ❹稍有疼痛感

注意： 活动完休息片刻再入睡。

脚趾抓地时使涌泉穴含空。

中医理论认为， 胃的经络通过脚背的第 2 趾和第 3 趾之间，胃经的原穴也在脚趾的关节部位。首先，将双脚放平紧贴地面，与肩同宽，连续做脚趾抓地的动作 60~90 下。此外，每天洗脚时可在脚盆里放一些椭圆形、大小适中的物体，在泡脚的同时练习用脚趾反复夹取。最后在看电视或休息时可反复将脚趾往上扳或往下扳，同时配合按摩第 2、第 3 脚趾趾缝间的内庭穴。

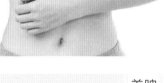

可用拇指指端按压内庭穴。

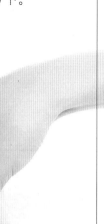

温和灸脾俞穴

可以改善脾胃气虚所致的腹泻、水肿等症。　　　　　　　　　　　养脾

艾灸时间：
早晚均可

艾灸次数：
每天1次

选择适宜的艾条或艾盒

艾灸程度：
❶皮肤微微发热 ❷皮肤紧绷
❸感觉发热 ❹有轻微刺激感

注意：艾灸时艾条较烫，要注意艾条与皮肤之间的距离，以2~3厘米为宜，施灸者可将手放于艾灸部位感受温度，以感到发热，但不至于烫为度。

脾俞穴是脾位于足太阳膀胱经上背部的腧穴，为脾气输注之处，是治疗脾脏疾病的关键穴位。脾俞穴位于背部，第11胸椎棘突下，旁开1.5寸处。对脾俞穴进行刺激，可以改善脾胃气虚所致的腹泻、水肿等症，有健脾和胃，利湿升清的功效。最常用的艾灸方法是：用艾条温和灸10~15分钟，每天1次。

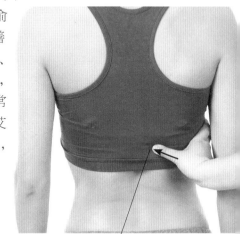

快速取穴：肚脐水平线与脊柱相交椎体处，往上推3个椎体，下缘旁开2横指处，即是脾俞穴。

用艾条温和灸10~15分钟，每天 1 次。

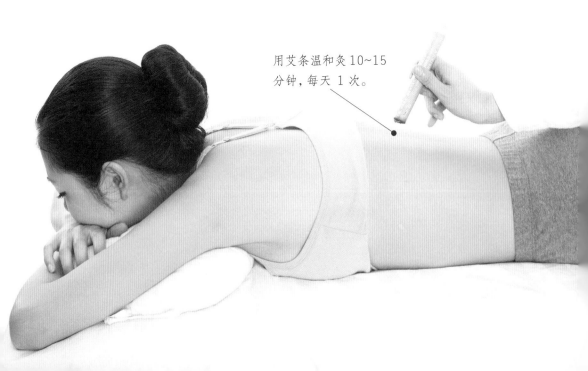

每天按揉公孙穴

健脾和胃，通调胃肠，理气止痛。　　　　　　　　　　　　　　　　　养脾

按摩时间：
上午 9：00~11：00

按摩次数：
每天 1 次

用拇指指腹按揉

按摩力度：
❶力度适中 ❷有节奏感
❸感觉发热 ❹有轻微刺激感

注意： 冬季注意足部保暖。

公孙穴为足太阴脾经上的穴位。 因足太阴脾经入腹，属脾络胃。因此公孙穴具有通调脾、胃、肠的功能。中医认为，脾主运化，输布水谷精微物质，升清降浊；胃肠主受纳，腐熟水谷和传导化物。因此，刺激公孙穴有健脾和胃，理气止痛的效果。通常按摩法为：用拇指指腹着力于公孙穴之上，垂直用力按压，按而揉之，局部产生酸、胀、痛感，然后用揉法放松。左右两侧交替进行，10~15分钟。每天1次。

快速取穴：足大趾与足掌所构成的关节内侧，弓形骨后端下缘凹陷处，即是公孙穴。

每天按揉太冲穴

降压平肝，清利头目，缓解头痛。　　　　　　　　　　　　　　　　　养脾

按摩时间：
睡前

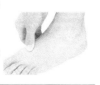

按摩次数：
每天 1 次

泡脚后再行按揉效果更佳

按摩力度：
❶有节奏感 ❷力度适当加重
❸微微发热 ❹稍有疼痛感

注意： 按摩完休息片刻后再入睡。

太冲穴为人体足厥阴肝经上的重要穴位之一， 位于足背侧，第1、第2跖骨结合部之前凹陷处。每次按压的时间持续4~5分钟就可以了，按摩结束后喝适量的温开水，有助于加速代谢。按揉太冲穴时，可用双手拇指由脚尖方向向足内踝方向推按5分钟后，再由足内踝方向向脚尖方向推按至太冲穴5分钟。对脾胃虚弱引起的疾病，有很好的疗效。

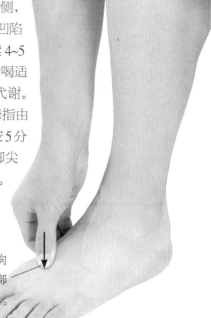

快速取穴：由第1、第2趾间缝纹向足背上推，至第1、第2趾骨结合部前方，可感到有一凹陷，即为太冲穴。

在膀胱经上走罐

利于血液循环，利于脾的运化。　　　　　　　　　　　　　　养脾

拔罐时间：
早晚均可

拔罐次数：
隔天1次

选择适宜大小的拔罐器

拔罐程度：
❶皮肤微微发热　❷皮肤紧绷
❸感觉发烫　❹轻微刺激感

注意： 进行拔罐时，要注意
拔罐时间不宜太长，时间过
长就很容易烫伤皮肤。

在足太阳膀胱经的第1侧线走罐， 具有疏通五脏六腑
的经气，调整全身气血运行的作用，是养生保健的常
用方法。膀胱经从头到脚，纵贯全身，五脏六腑的经
气均在背部输注于膀胱经上，膀胱经在背部的12个
背腧穴即是五脏六腑的经气所输注的部位。所以膀
胱经走罐可以疏通五脏六腑的经气，调整全身的阴阳
平衡以及气血运行，从而增强机体的抗病能力。

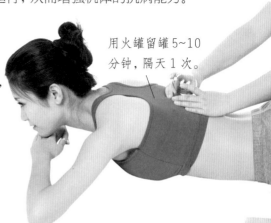

用火罐留罐5~10
分钟，隔天1次。

本图仅为示意，
拔罐时不隔衣。

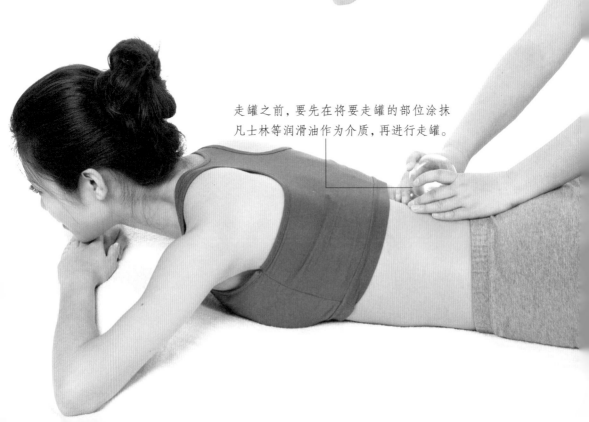

走罐之前，要先在将要走罐的部位涂抹
凡士林等润滑油作为介质，再进行走罐。

在章门穴上拔罐

用于治疗脾虚引起的少气懒言，形体消瘦，肥胖水肿。　　　　养脾

拔罐时间：
上午 9：00~11：00

拔罐次数：
隔天 1 次

选择适宜大小的拔罐器

拔罐程度：
❶皮肤微微发热 ❷皮肤紧绷
❸感觉发烫 ❹轻微刺激感

注意： 拔罐时间不宜太长，时间过长很容易烫伤皮肤。

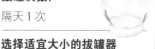

用火罐留罐 10~15分钟，隔天 1 次。

章门穴是足厥阴肝经上的穴位， 在侧腹部，第 11 肋游离端的下际。用拇指指腹按揉章门穴 2~3 分钟，再选择大小适宜的火罐，在该穴处吸拔，留罐10~15 分钟。起罐后再用艾条温灸 3~5 分钟，直到有温热感为宜。同时加按章门穴 3~5 分钟，还可以治疗消化系统有关的疾病，比如脾虚引起的消化不良、肠炎等病症。配合足三里穴（见 25 页）、梁门穴按揉，可以健脾和胃，主治腹胀；配合足三里穴、太白穴（见113页），有健脾止呕的作用，主治呕吐。

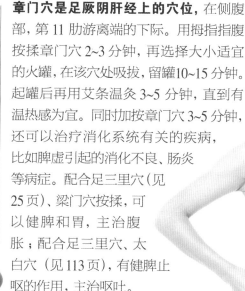

章门穴　梁门穴

快速取穴：正立，屈肘合腋，肘尖所指，按压有酸胀感处，即是章门穴。

在期门穴上拔罐

用于治疗脾虚引起的大便溏稀，纳少腹胀。　　　　养脾

拔罐时间：
上午 9：00~11：00

拔罐次数：
每天 1~2 次

选择适宜大小的拔罐器

拔罐程度：
❶皮肤微微发热 ❷皮肤紧绷
❸感觉发烫 ❹轻微刺激感

注意： 进行拔罐时，要注意拔罐时间不宜太长，时间过长就很容易烫伤皮肤。

每天按揉期门穴 1~2 次，每次 2~3 分钟。

用拇指指腹按揉期门穴 2~3 分钟， 再选择大小适宜的火罐，在该穴处吸拔，留罐 5~10 分钟。起罐后再用艾条温和灸 3~5 分钟，直到有温热感为宜。期门穴可以疏肝理气，疏泄厥阴壅滞。如若用闪火法，则在穴位进行消毒后，用闪火法在穴位上拔罐，每天 1~2 次，以皮肤会出现紫红色瘀血为度。经常在期门穴拔罐，则气血流畅，经脉相通，才能保证百病不生。

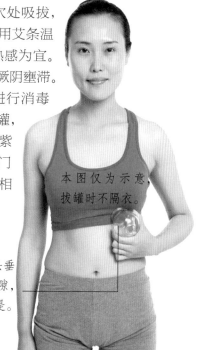

本图仅为示意，拔罐时不隔衣。

正坐或仰卧，自乳头垂直向下推 2 个肋间隙，按压有酸胀感处即是。

艾灸三阴交

可改善小便短少或白带多而清晰色白，舌苔白滑。　　养脾

艾灸时间：
上午 9：00~11：00

艾灸次数：
每天 2 次

选择艾条、艾炷或艾盒

艾灸程度：
❶距离适中 ❷有轻微刺激感
❸感觉发热 ❹皮肤微微发红

注意：进行艾灸时，艾条距离皮肤之间最好控制在 2~3 厘米。

用拇指指尖垂直按压三阴交穴。

三阴交为足太阴脾经、足少阴肾经、足厥阴肝经交会之处，在小腿内侧，内踝尖上 3 寸，胫骨内侧缘后际。肝藏血、脾统血、肾藏经，可以说三阴交是身体自带的"财富"，我们定要利用这笔"财富"，照顾好我们的身体，使我们的身体更加的健康。艾灸方法：选取合适大小的艾条，用温和灸的方法在三阴交穴艾灸 3~5 分钟，至皮肤微微发烫为度，长期坚持，除可健脾益血外，也可调肝补肾，亦有安神之效，可帮助女性改善妇科疾病。

快速取穴：正坐，胫骨内侧面后缘，内踝尖直上 4 横指。

艾灸支沟穴

用于治疗习惯性便秘、呕吐、泄泻。　　养脾

艾灸时间：
上午 9：00~11：00

艾灸次数：
每天 1 次

选择适宜艾条、艾盒。

艾灸程度：
❶距离适中 ❷皮肤微微发红
❸感觉发热 ❹有轻微刺激感

注意：进行艾灸时，要注意艾条距离皮肤之间最好控制在 2~3 厘米。

用拇指指腹按揉，产生酸胀感为宜。

支沟穴为手少阳三焦经上的穴位，位于前臂外侧，腕背侧远端横纹上 3 寸，尺骨与桡骨间隙中点处。艾灸的方法是：暴露施灸部位，然后选用艾绒做成底面直径 1 厘米，高 1.5~2 厘米的圆锥状艾炷，点燃艾炷灸双侧支沟穴，在局部感到明显热烫感，则换另一艾炷，各灸 5 壮，约 20 分钟。再用艾条配合足三里穴（见 25 页）和上巨虚穴回旋灸两穴，每穴7分钟，每天1次，10次1个疗程。长期坚持可治疗脾虚引起的各类消化系统疾病。

快速取穴：抬臂俯掌，掌腕背横纹中点直上 4 横指，前臂两骨头之间的凹陷处即是。

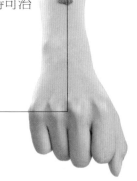

捏小腿

可以改善脾胃气虚所致的腹泻、水肿等症。　　　　　　　　　　　　　养脾

按摩时间：
早晚均可

按摩次数：
每天 2 次

拇指、食指拿捏

按摩力度与顺序：
❶皮肤微发红 ❷按循经路线
❸肌肉发胀、发酸 ❹轻轻敲打

注意： 敲打小腿上的穴位时，
还可以借助健康槌的力度，
更加方便。

通常我们工作一整天， 回到家就想泡个脚解解乏。前文我们提到了活动脚趾，有助于消化，那么我们也可以在活动完脚趾后，接着捏一捏小腿，顺着小腿的方向再敲打一下小腿部的肌肉，对脾也有很好的保健作用。小腿上有很多与脾相关的经络穴位，每天抽出 10 分钟的时间拿捏、敲打一下小腿上的穴位，对脾胃也有很好的刺激作用，脾胃不好的朋友坚持捏捏小腿肚还能起到治疗胃痛的效果。

每天捏腿有利于消除肌肉酸痛和水肿。

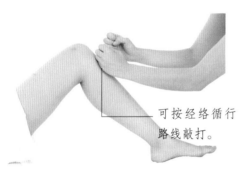

可按经络循行路线敲打。

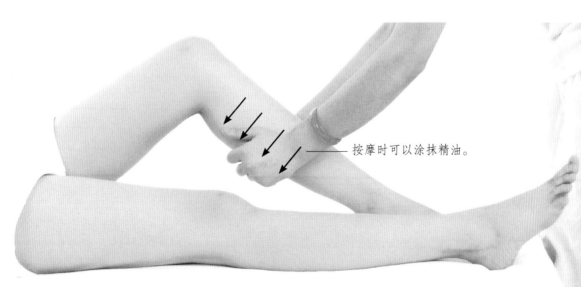

按摩时可以涂抹精油。

搓搓耳朵调脾活血

活血通络，调和脾胃。

养脾

按摩时间：
早晚均可

按摩次数：
每天 2 次

中指、食指搓

按摩力度与顺序：
❶皮肤潮红 ❷耳部潮红发热
❸肌肉发胀、发酸 ❹轻轻揉搓

注意： 耳部反射区密布，且耳朵是软骨组织，按摩力度宜轻。

耳朵上有调和脾胃的不同反射区， 比如神门、肝、胰胆、胃、内分泌、肾上腺、交感等，根据自身情况，不同的脾胃症状，选择不同的反射区。我们可以搓搓耳根，食指在前，拇指在后，揉搓 2~3 分钟，直到耳根发热为止。还可以双手同时拉耳朵，再松开，反复进行，100 下以后，可做短间休息。还可以按摩耳郭，用食指和中指夹住耳朵来回反复搓擦，至发红、发热为度，长期坚持搓搓耳朵，有利于血液循环，健运脾胃。

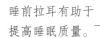

睡前拉耳有助于提高睡眠质量。

轻轻揉搓至耳朵发胀、发酸。

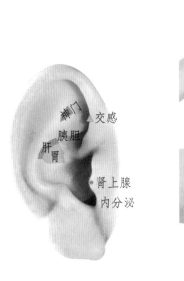

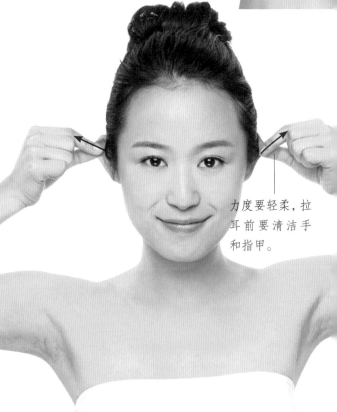

神门
交感
胰胆
肝
胃
肾上腺
内分泌

力度要轻柔，拉耳前要清洁手和指甲。

按摩腹部，推揉出好脾胃

平熄肝火，消脂减肥，有助睡眠。

养脾

按摩时间：
睡前按摩

按摩次数：
每天 1 次

双手手掌搓擦按摩

按摩力度与顺序：
❶力要适度 ❷绕脐按揉
❸肌肉发胀、发酸 ❹轻轻揉搓

注意： 结合自身状况，进行相关腹部按揉，可以帮助我们提升脾胃的健康程度。

每天坚持进行一定时间的腹部按揉，有助于我们的身体健康，维持脾胃的健康度。腹部按揉的具体做法：首先，双手洗净，捂热，取仰卧位或坐姿，双膝弯曲，全身放松，左手按在腹部，手心对着肚脐。按顺时针方向，绕脐揉腹 50 次，反方向亦可。按揉时，精力要集中，呼吸要自然。揉腹还可减少腹部脂肪的堆积。经常坚持睡前按揉腹部，有助于入睡，防止失眠。

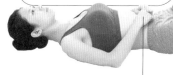

按揉腹部对脾胃、肾脏有好处。

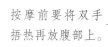

按摩前要将双手捂热再放腹部上。

可以在腰下垫一个软垫，更有利于充分按摩。

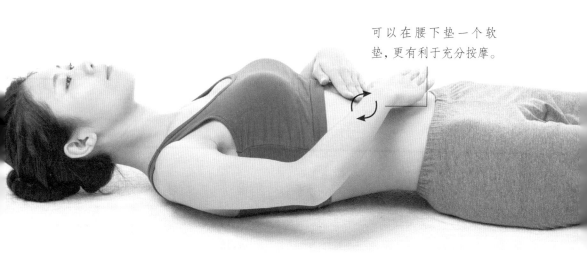

按揉天枢穴

可改善消化不良、胃胀、便秘，有助于减肥。   养脾

按摩时间：
早晚各1次

按摩次数：
每天2次

拇指指腹或掌根按揉

按摩力度与顺序：
❶力度适中　❷顺时针揉动
❸有温热感　❹至微微发红

注意： 如果能在早上7:00~9:00
按摩天枢穴，效果是最好的。

现在的上班族，由于各种各样的原因，经常受到消化不良的困扰，产生胃胀、不消化，甚至是便秘的情况。情况更重者还会影响正常的工作。这时，我们就可以通过按揉天枢穴来有效地调理肠胃，促进肠胃的蠕动。用拇指按揉天枢穴，或用掌根按揉天枢穴。长期坚持不仅对女性的月经不调、痛经有所帮助，而且在一定程度上有减肥效果。

　　配合针刺足三里穴也能达到一定效果，但针刺应在专业医生指导下进行。

快速取穴： 肚脐旁开3横指，按压有酸胀感处，即是天枢穴。

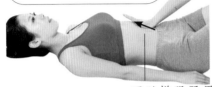

可以增强肠胃动力，帮助肠道蠕动。

按揉隐白穴

调血统血，扶脾温脾，清心宁神，温阳回厥。   养脾

按摩时间：
早晚各1次

按摩次数：
每天2次

用拇指或食指按压

按摩力度与顺序：
❶力度稍重　❷从上向下
❸感觉微热　❹感觉微痛

注意： 按揉隐白穴前，泡泡脚，按摩效果更加显著。

隐白穴是一个听起来很神秘的穴位，隐白穴其实就是脾经体内经脉的阳热之气，外出时的脾经体表经脉的穴位。隐白穴有调经统血、健脾回阳的功效。隐白穴除了可以调理肠胃，还有增进食欲的作用。有些朋友会有夜间多梦的现象，一定程度上会影响睡眠，我们可以搭配三阴交穴一起按摩。不仅能缓解女性月经过多，还能治疗夜间多梦的现象。按压时，力度可适当加大，每次按摩5分钟，每天坚持按摩2次。

快速取穴： 足大趾趾甲内侧缘与下缘各作一垂线，其交点处即是。

点压此穴可快速止血。

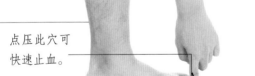

按揉阴陵泉

可以治疗湿疹。

养脾

按摩时间：
上午 9：00~11：00

按摩次数：
每天 2 次

用拇指指腹按摩

按揉力度与顺序：
❶力度适中　❷顺时针按揉
❸酸胀为度　❹轻微刺激感

注意： 按揉前后可用热水冲洗。

阴陵泉属足太阴脾经上的穴位， 位于小腿内侧，胫骨内侧髁下缘与胫骨内侧缘之间的凹陷中。通常脾不能运化水湿，湿热内聚，蕴结于肌肤就会生出湿疹。患有湿疹或者浑身黏腻不爽时，可以对阴陵泉穴进行按摩，有清热利湿功效。在阴陵泉穴按摩还能改善水湿内聚所导致的肥胖。除了按摩外，也可以在此穴位上拔罐，有较好的清热利湿功效。按摩时，一般每次300下左右，最好双腿两侧同时按，每天早晚各1次。

快速取穴：拇指沿小腿内侧骨内缘向上推，抵膝关节下，胫骨向内上弯曲凹陷处，即是阴陵泉穴。

捏耳垂

可改善面色苍白、缺乏光泽、月经量少、手脚麻木。

养脾

按摩时间：
上午 9:00~11:00

按摩次数：
每天数次

用双手提捏耳垂

按摩力度与顺序：
❶力度适中　❷耳部皮肤发红
❸感觉微微发烫❹耳垂发热

注意： 耳朵是软骨组织，拿捏力度要适中或宜轻，以免力度过重发生肿胀。

胃下垂患者也可以经常对耳部的脾、胃、大肠、肝（见32页）等反射区进行按摩， 每次按揉 3~5 分钟，可改善脾胃功能，疏肝理气，有助于胃下垂的好转。也可以经常捏一下耳垂，有助于增强脾胃的生理功能。当你经常气短乏力、活动后容易出汗，白天困倦疲惫，着可能就是脾虚了，所以需要适当补气。可用两手的食指和拇指搓捏两耳垂，每天数次，每次坚持拿捏 10 分钟，至耳垂发热为度，能很快缓解症状。

冬季注意耳垂保暖。

用拇指指尖进行垂直按压，每次 5 秒。

按摩足部反射区

可改善食欲缺乏、打嗝不止、胃酸过多。 养脾

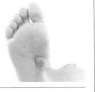

按摩时间：
睡前按摩

按摩次数：
每天1次

拇指或食、中指指关节推按

按摩力度与顺序：
❶用力要适度 ❷至皮肤发红
❸速度要缓慢 ❹轻轻揉搓

注意： 因足部反射区的穴位
较深，所以要逐渐
施力。

用力要适
度，至皮肤
发红。

食欲缺乏者，可选择主要反射区如胃、十二指肠、腹腔神经丛和辅助反射区，如上半身淋巴系统、下半身淋巴系统、排泄、神经、消化、内分泌、免疫和运动系统等进行按摩。每天1次，每次按摩30分钟，10天为1个疗程。胃酸过多可用拇指的指腹推按胃、胰、十二指肠、肝、胆、膀胱、输尿管反射区，每次推按5分钟即可。可改善胃酸多导致的灼热、打嗝、反酸等症状。打嗝不止可以用拇指指腹推按足部的横膈膜、脾、胃、肝反射区，以和胃理气。

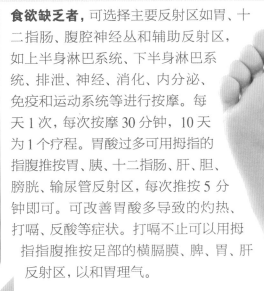

每次按摩30分钟，
10日为1个疗程。

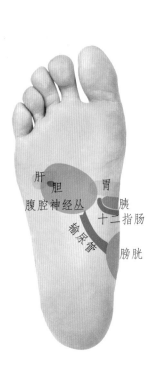

肝
胆 胃
腹腔神经丛 胰
十二指肠
输尿管
膀胱

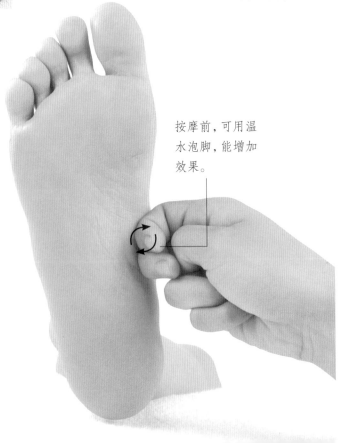

按摩前，可用温
水泡脚，能增加
效果。

在神阙穴上艾灸

可温肾健脾，温通经络，调和气血。　　　　　　　　　　养脾

艾灸时间：
上午 9:00~11:00

按摩次数：
每天 1 次

选用合适大小的艾条、艾盒

艾灸程度：
❶距离适中 ❷有轻微刺激感
❸感觉发热 ❹皮肤微微发红

注意：刚吃完饭或空腹不宜灸神阙穴，艾灸时，艾条不可离脐部太近，否则易烫伤皮肤。

当人体气血阴阳失调而发生疾病时，通过药熨、艾灸等方法刺激神阙穴，能调整阴阳平衡，调和气血，达到扶正祛病、益寿延年的功效。以脐为中心，先用手掌逆时针方向摩腹 20 圈，再顺时针方向按摩 20 圈，手法要轻柔，待腹部感觉温暖，再选择大小适宜的火罐，在神阙穴吸拔，留罐 5~10 分钟，每天 1 次。起罐后再用艾条温灸 3~5 分钟，直到有温热感为宜。

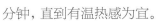

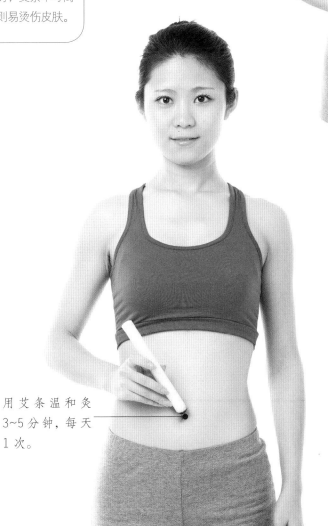

快速取穴：在腹部，肚脐中央即是神阙穴。

用艾条温和灸 3~5 分钟，每天 1 次。

刮拭脾经上的穴位

疏肝理气，止呕，积食，缓解口臭。　　　　　　　　　　　　　　养脾

刮痧时间：
上午 9：00~11：00

刮痧次数：
隔天 1 次

刮痧前涂刮痧油

刮痧力度与顺序：
❶手法要轻 ❷按循行路线刮
❸肌肉发胀、发酸 ❹刮痧油

注意： 刮拭脾经时，一般以微微发红为度，不必一味地追求出痧。

造成积食的原因是吃得太多， 超过脾胃可承受的消化能力，食物得不到完全消化，所以积食。除了吃得多之外，食用黏腻厚味食物也是脾胃受损的原因之一。预防积食，一方面要注意少吃，另外不要食过多不易消化的食物。一般的积食可通过刮脾经的方法来调理。刮脾经：手拿刮痧板，轻刮拭脾经的循行部位。手法一定要轻，且要先涂刮痧油再刮，以免刮伤皮肤。每次刮拭 5 分钟即可，隔天进行 1 次。 口气不佳可以经常按揉脾经上的大都穴、太白穴、公孙穴、商丘穴、三阴交穴等，这些穴位有健脾利湿、兼调肝肾的效果，可以改善肝脾肾的功能，缓解口臭。

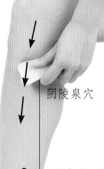

阴陵泉穴

三阴交穴

公孙穴

太白穴

可以配合刮痧油
以免刮伤皮肤。

商丘穴

用力要适度，
按循行路线刮。

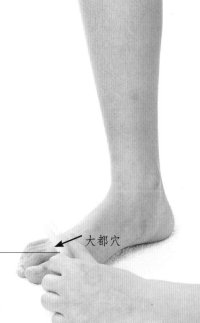

大都穴

每次刮拭 5
分钟，刮痧后
要注意保暖。

按摩手上的胃肠点

延缓身体老化，防止眼睛老花。　　　　　　　　　　　　　　　　　　养脾

按摩时间：
上午 9:00~11:00

按摩次数：
每天 5 回

用牙签、发夹或笔尖刺激

按摩力度与顺序：
❶力度适中　❷反复刺激
❸有疼痛感　❹与吐气结合

注意： 为避免伤害手部皮肤，使用牙签不尖的一端。

位于手心
稍下方。

胃肠点位于手掌生命线正中央。生命线是手掌上三大主线之一。起于食指与拇指之间，终点一般会延伸到手腕线，有的稍短些。胃酸过多患者可刺激手上胃肠点，可改善胃酸多导致的不适症。可用拇指指尖对胃肠点进行掐按，也可用牙签、发夹对其反复刺激，每次刺激到有疼痛感即可。指压时一面缓缓吐气，一面按压，每次 6 秒钟，每回做 20 次，每天做 5 回。指压左手对右眼有效，指压右手对左眼有效，需长期坚持。

可用发夹刺激。

用芳香药物贴穴位

用于治疗脾虚引起的胃炎、胃溃疡。　　　　　　　　　　　　　　　　养脾

贴敷时间：
上午 9:00~11:00

贴敷次数：
每天 1 次

选择适合自身需要的药物

贴敷程度：
❶贴敷前清洁皮肤
❷有热、凉、麻、痒感
❸出现灼痛立即停止

注意： 贴敷期间，应减少运动、避免出汗，以利于药物的吸收。

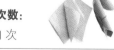

可用胶布将蔻仁固定在相应反射区。

将蔻仁研末， 用胶布将其贴敷在耳部的脾、胃、大肠（见32页）、神门（见50页）、交感（见 108 页）等反射区处。或者，也可以用花椒或白胡椒代替蔻仁，这些药物自身带有芳香气味，进入体内会行气走窜，有助于调理人体气机，最适合肝郁气滞的患者。或者还可以剪块膏药，将砂仁籽贴上，分别贴在足三里穴、三阴交穴（见25页）、肝俞穴、脾俞穴（见96页）上，通过对穴位的刺激以达到疏肝和胃的目的，促使胃溃疡好转。

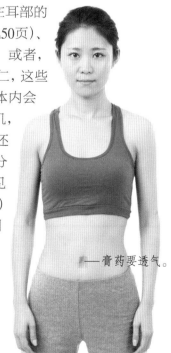

膏药要透气。

敲打背部膀胱经

可改善脸上起痘痘、长痤疮，腰背痛，肥胖。

敲打时间：
睡前敲打

敲打次数：
每天 1 次

双手空握拳敲打

敲打力度与顺序：
❶用力稍重 ❷循经行路线敲打
❸肌肉发胀、发酸 ❹皮肤潮红

注意：结合自身状况，进行相关腹部按揉，可以帮助我们提升自己脾胃的健康程度。

膀胱经，是人体覆盖面积最大的一条经络，如若膀胱经瘀阻的话，就会出现由脾胃引起的多种症状，如脸上长痘痘、背痛、腰痛、肥胖等症。因为膀胱经在人体后背部，通常自己是无法拍到的，那么我们可以请求别人帮助敲打背部膀胱经，首先施力者手呈空心状，用手心敲打或按压背部膀胱经的循行部位（在脊柱旁开 1.5 寸处），然后自己再拍打大腿后侧就可以了。此方法可以温肾助阳，尤其适合体寒的打嗝患者，需长期坚持，方有效果。

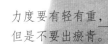

力度要有轻有重，但是不要出瘀青。

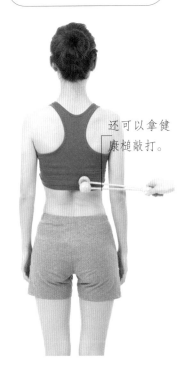

还可以拿健康槌敲打。

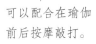

可以配合在瑜伽前后按摩敲打。

刮拭背部的反射区

活血化瘀，舒筋通络，排出毒素。

养脾

刮拭时间：
上午 9：00~11：00

刮拭次数：
每天 1 次

选择适宜身体需要的刮痧方法

刮拭力度与顺序：
❶力度适中 ❷毛孔张开为宜
❸感觉发热 ❹不追求出痧

注意：皮肤如有破溃处或有斑疹时，不宜刮痧。

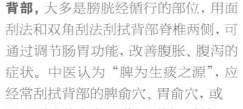

背部，大多是膀胱经循行的部位，用面刮法和双角刮法刮拭背部脊椎两侧，可通过调节肠胃功能，改善腹胀、腹泻的症状。中医认为"脾为生痰之源"，应经常刮拭背部的脾俞穴、胃俞穴，或用面刮法从上向下进行刮拭，对健脾化痰、消除腹胀有一定的疗效。另外，在刮痧过程中会使汗水排泄，邪气外排，会消耗部分体内的津液，刮痧后最好饮用一小杯温水，不但可以补充消耗的水分，还能促进新陈代谢，加速废物的排出。

每次10分钟，每天 1 次。

刮痧前后注意保暖，可以喝杯水。

用药物贴神阙穴

用于治疗脾虚引起的便秘，可温肾健脾，祛风除湿。

养脾

贴敷时间：
上午 9：00~11：00

贴敷次数：
每天 1 次

选择适宜自身需要的药物

贴敷程度：
❶贴敷前清洁皮肤
❷有热、凉、麻、痒感
❸出现灼痛立即停止

注意：贴敷时要注意时间，一般2~4小时即可去掉药贴。

在神阙穴上贴生大黄、芒硝粉。取等份的生大黄、芒硝，将其捣碎，用胶布将其固定在神阙穴上。本法适用于燥热内结引起的实热便秘。脾胃受寒就容易腹泻。若是小腹冷痛，并且腹泻不止的话可用白胡椒贴神阙穴。白胡椒性热，能起到除寒暖脾胃的作用。肚脐是神阙穴所在之处，能益气补阳，温肾健脾，祛风除湿。用白胡椒贴敷肚脐能温阳除寒，自然就能起到较好的止泻效果。

白胡椒贴肚脐：先用 75% 的酒精棉球对脐部进行消毒，涂点凡士林。将白胡椒研碎，放在肚脐上，用医用胶布或伤湿止痛膏固定。

要注意药物的清洁以免感染。

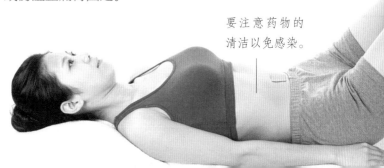

按摩手部反射区

可辅助治疗贫血、皮肤病、食欲缺乏、消化不良、反酸等。   养脾

按摩时间：
睡前按摩

按摩次数：
每天 2 次

拇指指腹按摩

按摩力度与顺序：
❶用力适度 ❷手部反射区
❸肌肉发胀、发酸 ❹轻轻揉搓

注意： 热水泡手也能起到同样效果。

可以按摩胃脾大肠区，或者是用刮痧板对手上的脾、小肠、胃反射区进行刮拭状，可以改善胃肠导致的不适症状。口臭患者可以按摩手上的脾、胃、小肠、心反射区，增强脾胃功能，理气健脾，改善口臭。肠胃病患者需每天坚持 2 次，可增强身体免疫力，改善脾胃虚弱的症状。

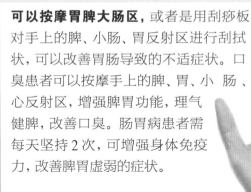

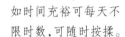
如时间充裕可每天不限时数，可随时按揉。

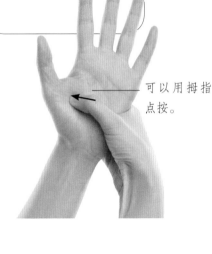
可以用拇指点按。

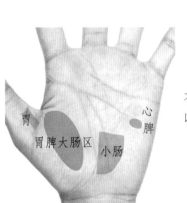

胃
胃脾大肠区
小肠
心脾

不要太过用力，以免出现瘀青。

针刺中冲穴

用于治疗脾虚引起的心热、烦躁，有益于改善睡眠。 养脾

针刺时间：
上午 9:00~11:00

针刺次数：
隔天 1 次

一般用毫针直刺穴位点

针刺力度：
❶保持皮肤清洁 ❷观察反应
❸给针消毒 ❹不宜深刺

注意： 过度疲劳、饥饿、精神紧张时不能针刺。

捻按中冲穴约
10 秒钟即可。

对于经常失眠、不易入睡或睡而不深的情况， 可通过针刺中冲穴治疗。如搭配脚部的厉兑穴一起治疗，则效果更佳。首先用碘酒或酒精对针刺皮肤进行消毒。然后用毫针针头，快速刺一下，挤出几滴血，一般2~3滴即可，或待刺孔挤压血液不流为止。这种方法可疏泄脾经的湿热，尤其适合实证的患者。但是在家操作可能有一定的细菌感染危险性，建议大家去医院治疗。在家可搭配丰隆穴（见25页）、合谷穴、曲池穴按摩，有泻火除湿的功效。

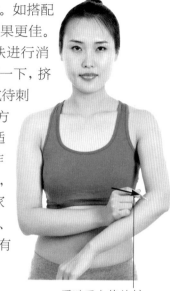

要避开血管针刺。

针刺厉兑穴

开窍醒脾，清热和胃，通经活络、宁心安神。 养脾

针刺时间：
上午 9:00~11:00

针刺次数：
隔天 1 次

一般用毫针直刺穴位点

针刺力度：
❶保持皮肤清洁 ❷观察反应
❸给针消毒 ❹不宜深刺

注意： 过度疲劳、饥饿、精神紧张时不能针刺。

对皮肤消毒的
同时，也要注意
给针消毒。

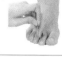

厉兑穴是胃经上的穴位， 能够清胃热，改善口苦、胃灼热等不适症状。胃中有火的人、胃炎患者可经常对此穴位进行刺激。对于现在的上班族来说，压力大，容易心烦气躁，常食辛辣的食物，皮肤很不好，胃火大。可对胃经上的厉兑穴进行刺激。首先对皮肤进行消毒，然后取毫针对皮肤进行针刺，每次放血2~3滴即可，血色由暗紫变为鲜红后，继续挤压，至不出血为止，长期坚持，有利于改善女性面色萎黄、失眠的状态。

快速取穴：足背第2趾趾甲外侧缘与趾甲下缘各作一垂线，交点处即是。

附录：护脾养颜的食谱、药膳

茶饮

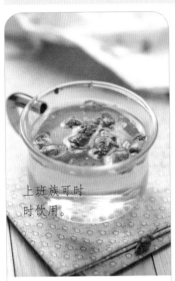

上班族可时时饮用。

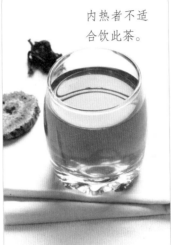

内热者不适合饮此茶。

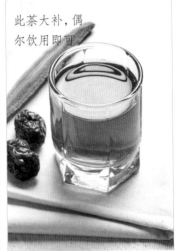

此茶大补，偶尔饮用即可。

玫瑰花麦茶

材料：玫瑰花 10 克，麦芽 12 克。

做法：将玫瑰花、麦芽放入茶杯内，用沸水浸泡 25 分钟后即可饮用。

功效：玫瑰花能疏肝养血，对月经不调有一定的调理功效。脾胃虚弱的女性朋友可常饮玫瑰花麦茶，可调畅气血，缓解经期疼痛。

胡椒二香茶

材料：胡椒 3 粒，丁香、木香各 5 克。

做法：将以上材料放入砂锅中，加适量水，大火煮沸，小火煮 20 分钟，代茶饮。

功效：丁香味辛，性温，无毒，能暖胃除寒，增加肠胃的御寒能力，预防和改善脾胃受寒所导致的胃痉挛。另外，对于胃寒引起的胃痛、呕吐、腹泻，以及女性体寒痛经等也有效。

灵芝红枣茶

材料：灵芝 4 克，红枣 5 枚。

做法：将灵芝和红枣研碎，放入茶杯中，加入适量的开水冲泡饮用。

功效：中医认为灵芝有健脾益气功效，能补脾气、益心气，比较适合气虚的人，能起到较好的补气效果。可改善气虚所导致的虚劳短气、不思饮食、手足逆冷等症。

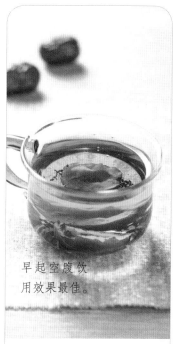

早起空腹饮
用效果最佳。

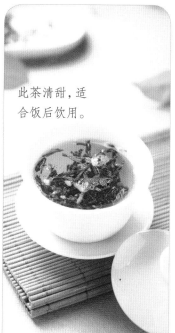

此茶清甜，适
合饭后饮用。

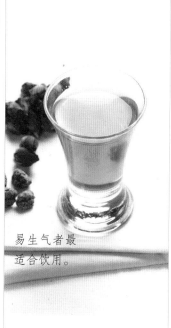

易生气者最
适合饮用。

红枣蜂蜜茶

材料：红枣 2 枚，蜂蜜适量。

做法：将红枣洗净，放到砂锅中，加水小火煮 20 分钟，等其变温后加适量蜂蜜调味。也可直接用开水冲泡饮用。

功效：中医认为红枣能补中益气、养血安神，脾胃虚弱的人应气血双补，既可补虚又能强身。

茉莉花茶

材料：茉莉花、石菖蒲各 6 克，乌龙茶 10 克。

做法：茉莉花、石菖蒲、乌龙茶放到水杯中，加适量的开水冲泡，盖上盖子闷 10 分钟即可饮用。也可将茉莉花、石菖蒲放入砂锅中，加水适量，大火煮沸，小火煮 20 分钟，用药汁冲泡乌龙茶饮用。

功效：茉莉花所含的挥发油性物质，能行气止痛，解郁散结，疏肝健脾胃。石菖蒲有化湿引气作用。茉莉花气味芳香，肝脾不和者除了用其进行食疗外，也可闻一下花的香气，这样能让人心情舒畅，胃口大开。

二花砂仁茶

材料：干玫瑰花、合欢花各 6 克，砂仁 3 粒，冰糖适量。

做法：将砂仁研碎，同玫瑰花、合欢花放入茶杯中，加适量开水冲泡，加盖闷约 10 分钟，加适量的冰糖调味，即可饮用。

功效：肝气郁结者往往脾胃功能不好，会出现腹胁作胀、胃痛等。肝气不舒、脾胃不和可饮用二花砂仁茶。

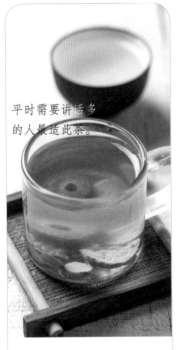

平时需要讲话多的人最适此茶。

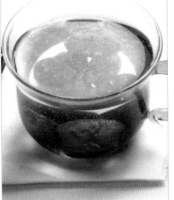

此茶饮用不宜过多，过量可引起中毒。

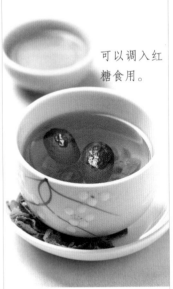

可以调入红糖食用。

甘草山楂茶

材料：山楂5枚，甘草4克。

做法：山楂洗净，去核，与甘草一同放入茶杯中，加适量开水冲泡，加上盖子闷一会儿，即可饮用。

功效：山楂能疏肝健脾，活血化瘀，对脾胃虚弱引起的月经不调、痛经等症有很好的疗效。

肉豆蔻茶

材料：红枣5枚，肉豆蔻1粒。

做法：将准备好的材料放到水杯中，用适量开水冲泡，加盖闷5分钟即可饮用。

功效：肉豆蔻性温，有暖胃除寒功效。胃寒可导致胃痛，肉豆蔻能暖胃，寒气被除掉，胃自然不痛。另外，对冷痢、脘腹胀痛、食少呕吐、宿食不消等也有效，还可健脾增食欲。

陈皮红枣茶

材料：陈皮2片，红枣3枚。

做法：陈皮洗净，红枣洗净去核。将准备好的材料放到水杯中，加适量开水冲泡饮用。

也可以将红枣和陈皮放到砂锅中，加适量水，大火煮沸，小火煮20分钟温热饮用。

功效：陈皮能理气健脾，燥湿化痰。红枣能益气健脾，有气血双补的作用。搭配同用，气虚可补，气滞可行，比较适合脾胃气虚、气滞的人饮用。

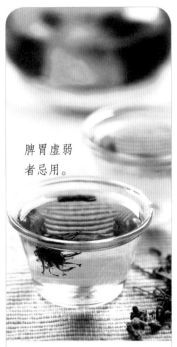

脾胃虚弱
者忌用。

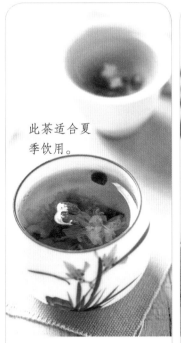

此茶适合夏
季饮用。

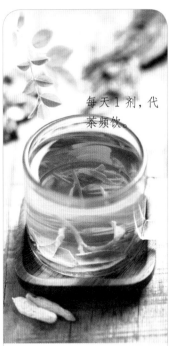

每天 1 剂，代
茶频饮。

蒲公英茶

材料：蒲公英 5 克，
绿茶 3 克。

做法：将蒲公英和绿
茶放入茶杯中，用适量的
开水冲泡，加盖闷 5 分钟，
即可饮用。

功效：蒲公英是典型的苦寒食
物，所以有湿热的人可常食。
蒲公英的主要功效为泻火除
湿，可以改善脾胃湿热所导致
的恶心、舌苔发黄等问题。

枸杞莲心茶

材料：枸杞 10 克，
白菊花 3 克，莲心 1 克。

做法：将枸杞、白菊
花、莲心放入茶杯中，用
开水冲泡，加上盖子闷一
会，即可饮用。

功效：枸杞不仅能滋补肾阴，
还能养血，具有良好的滋补效
果。脾虚的人可用枸杞泡茶喝。
泡茶的时候再放点莲心，能除
心火，达到滋肾阴、养心安神
的目的。

石斛麦冬茶

材料：石斛 15 克，
麦冬 10 克，绿茶 5 克。

做法：石斛、麦冬和
绿茶放入茶杯内，用开水
冲泡，加盖子闷一会儿即
可饮用。

功效：中医认为，石斛、麦冬
有滋胃阴功效。此茶适合胃火
上扰，易口干舌燥者饮用，也
适合脾胃湿热引起的阴虚肠
燥、大便秘结者饮用。

汤品

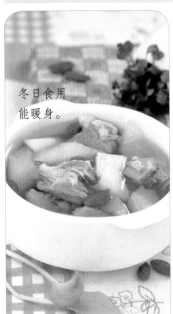

冬日食用
能暖身。

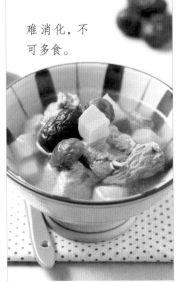

难消化，不
可多食。

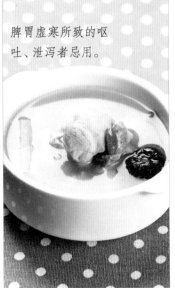

脾胃虚寒所致的呕
吐、泄泻者忌用。

羊肉山药汤

材料：羊肉 500 克，山药 1 小段，料酒、葱、姜、盐各适量。

做法：羊肉洗净，开水略汆；山药去皮，洗净，切块。将准备好的材料都放到砂锅中，加水，倒入料酒，大火煮沸，小火熬至熟烂，加盐调味。捞出羊肉切片，装入碗中，将原汤中的葱、姜拣去不用，连同山药一起倒入碗中。

功效：中医认为，冬天自然界的寒邪最容易伤肾，使肾阳受损。羊肉能暖胃，补肾阳，使人可以安稳地度过冬天。适合手脚冰凉、畏寒怕冷者食用。

栗子红薯排骨汤

材料：去壳栗子 100 克，红薯 1 个，排骨 400 克，红枣 4 枚，姜、料酒、盐各适量。

做法：排骨汆水去血沫；红薯去皮，切块；栗子、红枣分别洗净；姜去皮，洗净，切片。将准备好的材料都放到砂锅中，加适量水，大火煮沸，放入料酒，小火熬熟，加适量盐调味即可。

功效：有补虚、健脾开胃、益气生津等功效。

红枣枸杞兔肉汤

材料：红枣 5 枚，兔肉 200 克，枸杞、姜、盐、料酒、葱各适量。

做法：兔肉洗净，切小块；红枣、枸杞洗净；姜洗净，切片；葱洗净，切段。将准备好的材料一同放入砂锅中，加水适量，大火煮沸，放入料酒，用小火煲 2 小时，加盐调味即可食用。

功效：红枣、枸杞都是健脾养胃佳品，此汤的主要功效是补中益气、凉血解毒、清热止渴。

孕妇应慎
重食用。

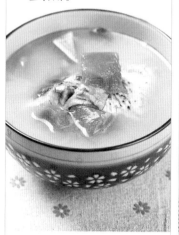

木瓜鲫鱼汤

材料：青木瓜 1 个，鲫鱼 1 条，盐、料酒、姜片各适量。

做法：青木瓜去籽，削皮，切块备用；鲫鱼洗净沥干水分，用油煎透煎黄。锅里放水，放入煎好的鲫鱼，加入姜片、盐、料酒，煮沸后倒入青木瓜一起煲，看到汤变得乳白浓稠时即可。

功效：中医认为鲫鱼的主要功效为健脾益气，经常食用益体补人。

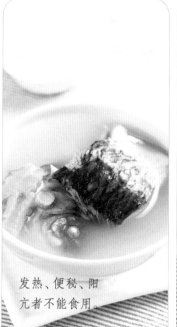

发热、便秘、阳亢者不能食用。

当归黄芪鲫鱼汤

材料：鲫鱼 1 条，黄芪 20 克，当归 10 克，盐、姜、料酒、油各适量。

做法：鲫鱼处理干净，剁块；姜洗净，切片；黄芪、当归洗净。炒锅热后放入油，小火煎鲫鱼至两面变黄。将煎好的鲫鱼放到砂锅中，放入黄芪、当归、姜片，倒入适量料酒，加适量水，大火煮沸，小火煲 40 分钟，加适量盐调味即可。

功效：黄芪是补气药，能提升脾肺之气，增强脾胃的运化功能，从而起到利水消肿、增强食欲的功效。

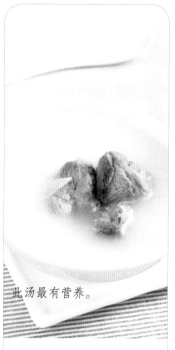

此汤最有营养。

当归党参排骨汤

材料：排骨 500 克，党参 10 克，当归 5 克，姜、盐各适量。

做法：将排骨洗净，剁成小块，用沸水汆过；党参、当归洗净备用；姜洗净，切片。将准备好的材料都放到砂锅中，加适量水，大火煮沸，小火煮至排骨熟烂，加适量盐调味即可食用。

功效：健脾益气、增强免疫力，还能促进胃黏液分泌，对胃黏膜起到一定的保护作用。

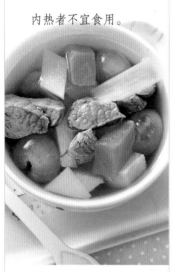

内热者不宜食用。

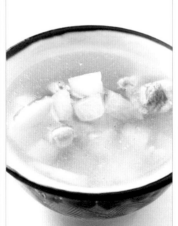

感冒患者不宜食用。

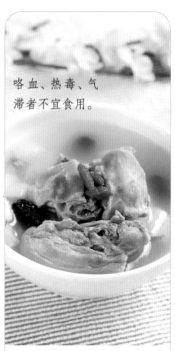

咯血、热毒、气滞者不宜食用。

牛肉桂圆汤

材料：牛肉 150 克，胡萝卜半根，桂圆肉 5 颗，姜、葱、盐、清汤各适量。

做法：牛肉、胡萝卜切块；姜洗净、切片；葱切成长段。锅中水烧开，投入牛肉、胡萝卜用中火煮片刻，捞出。锅下油，放入姜片、葱段爆香，加入牛肉、胡萝卜、清汤、桂圆肉煮烂，入盐，再煮 5 分钟即可食用。

功效：补中益气，滋养脾胃，强健筋骨。

鸭肉冬瓜汤

材料：鸭肉 300 克，冬瓜 100 克，姜、料酒、盐各适量。

做法：鸭肉洗净，切块，用开水汆一下；冬瓜洗净，切块；姜洗净，切片。将鸭肉放到砂锅中，加适量水，大火煮沸，放姜片烹入料酒，小火煲到快熟后放入冬瓜，煲熟，加适量盐调味即可食用。

功效：鸭肉可滋阴清热，补虚强身。结合冬瓜能改善湿热所致的腹胀。

黄芪枸杞母鸡汤

材料：母鸡 1 只，红枣 5 枚，黄芪 20 克，山药 50 克，枸杞 10 克，盐、料酒、姜各适量。

做法：母鸡处理干净，剁块，用开水略汆；姜去皮，洗净，切片；将鸡块放入砂锅中，加适量水，大火煮沸，放姜片，烹料酒，将红枣、黄芪、山药、枸杞放入，小火熬到熟烂，加适量盐调味即可。

功效：补中益气，健脾暖胃，补虚强身，适合脾气虚弱者食用。

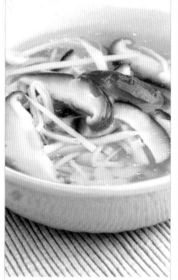

肥胖和习惯性便秘的人尤为适合。

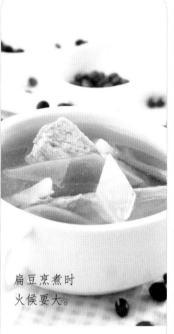

扁豆烹煮时火候要大。

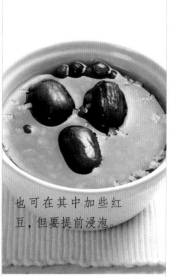

也可在其中加些红豆，但要提前浸泡。

香菇竹笋汤

材料：香菇 25 克，竹笋 15 克，金针菇 100 克，姜、盐各适量。

做法：将所有材料洗净，香菇切丝，姜切丝，竹笋切丝。将竹笋、姜丝放在汤锅中加适量水煮 15 分钟，再放香菇、金针菇煮 5 分钟，放盐调味即可。

功效：脾胃湿热会影响脾胃对水湿的运化功能，就会化生痰湿，加重湿热。竹笋性寒，能清热化痰，还能改善脾胃湿热所致的消渴、腹胀等问题。

冬瓜扁豆排骨汤

材料：冬瓜 200 克，排骨 1 根，扁豆、料酒、盐、姜片各适量。

做法：排骨洗净，开水略汆；冬瓜洗净，去皮，切片；扁豆洗净，切段。砂锅放入水，入排骨、扁豆、姜片，大火煮沸，烹料酒，小火煲到快熟时，加冬瓜煲熟，加盐调味即可。

功效：利水消痰，除烦止渴，祛湿解暑。

党参枸杞红枣汤

材料：党参 15 克，枸杞 12 克，红枣 6 枚，冰糖适量。

做法：将党参洗净，切成段备用；红枣、枸杞洗净。将所有材料放入砂锅中，然后放入适量水，煮沸后再用小火煲 10 分钟左右，去党参，喝汤吃枸杞、红枣。

功效：健脾益气，增强免疫力，还能促进胃黏液分泌，对胃黏膜起到一定的保护作用。

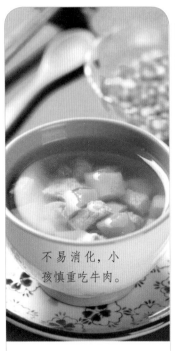

不易消化，小孩慎重吃牛肉。

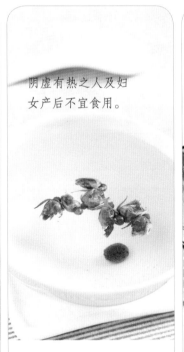

阴虚有热之人及妇女产后不宜食用。

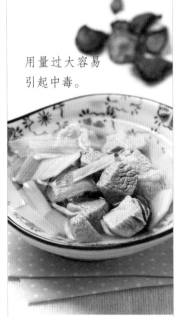

用量过大容易引起中毒。

牛肉南瓜汤

材料：牛肉 200 克，南瓜 300 克，盐、料酒、姜各适量。

做法：牛肉洗净，用开水略余；南瓜去皮，洗净，切块；姜去皮，洗净，切片。将牛肉放到砂锅中，加适量水，大火煮沸，放姜片，烹料酒，小火熬到快熟时，放南瓜，小火熬到熟烂，加盐调味即可。

功效：宽中益气，健脾暖胃，可保护胃黏膜，适合胃溃疡患者食用。

砂仁玫瑰汤

材料：玫瑰花 7 朵，砂仁、胡椒各 1 粒。

做法：将准备好的材料放入砂锅中，加水适量，大火煮沸，小火煎 20 分钟，饮用即可。

功效：该汤辛散温通，气味芬芳，有较好的化湿醒脾、行气宽中功效，可用于湿阻中焦、脾胃气滞症。砂仁含挥发油及皂苷，挥发油有健胃作用，能促进胃液分泌，排除消化道积气，解决胃胀气问题。

附子羊肉汤

材料：制附子 5 克，羊肉 1000 克，姜、盐各适量。

做法：羊肉洗净，切块，余水，与制附子入锅加水同煮，稍后加入姜、盐等，煮至肉烂熟。

功效：制附子性热，有较好的助阳作用，可改善心腹冷痛、肠鸣等。中医认为，制附子性大热，阳气不足的人可以用制附子来进行食疗，但要控制用量，最好咨询医生后再用。

粥品

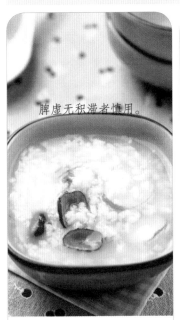

脾虚无积滞者慎用。

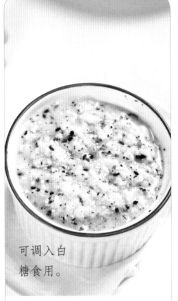

可调入白糖食用。

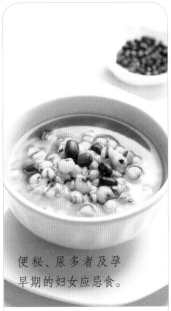

便秘、尿多者及孕早期的妇女应忌食。

鸡内金红枣粥

材料：取鸡内金1个，红枣6枚，粳米150克，姜、盐各适量。

做法：鸡内金洗净；红枣洗净，去核；姜洗净，切片；粳米洗净，浸泡30分钟。红枣、鸡内金和姜片、粳米一同放入砂锅中，加水，大火煮沸。小火煲30分钟后，加盐调味即可。

功效：中医认为，鸡内金有开胃消食的功效。鸡内金含大量蛋白质，不仅能促进胃液分泌，还能增强胃运动。红枣可以养心安神、健脾益气。这款粥可以活血化瘀，通络和胃。

黑芝麻花生粥

材料：黑芝麻15克，红皮花生20克，粳米100克。

做法：黑芝麻炒至微香，红皮花生洗净，粳米淘洗干净。将准备好的材料都放到砂锅中，加适量水，大火煮沸，小火熬到熟烂即可食用。

功效：可健脾养胃，益气安神，对治疗头发早白具有一定的效果。

薏米红豆粥

材料：薏米100克，红豆50克，白糖适量。

做法：将薏米与红豆洗净，然后再将薏米和红豆放到高压锅中，加适量水，炖到熟烂，加适量的白糖调味即可食用。

功效：薏米有健脾利湿、清热排脓功效，体内湿热影响脾胃的运化能力，薏米往往与红豆搭配食用。红豆也具有利水除湿功效，二者同用，去湿效果更好，可以改善湿热内停导致的腹泻、水肿等问题。

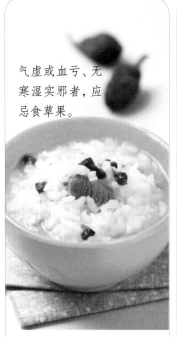

气虚或血亏、无寒湿实邪者，应忌食草果。

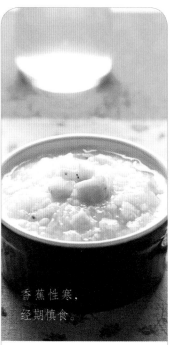

香蕉性寒，经期慎食。

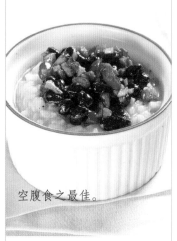

空腹食之最佳。

草果羊肉粥

材料：草果 2 个，羊肉 80 克，粳米 100 克,盐、葱花、料酒各适量。

做法：羊肉洗净，切丁，加盐、料酒腌匀；粳米淘净；草果洗净，拍破。将羊肉、草果、粳米放入锅内，加水适量，熬到熟烂，放入盐、葱花调味即成。

功效：脾胃内有寒湿、易呕可用草果来进行食疗。对脘腹冷痛、食积不化、或饮食不香、呕吐反胃者都比较适合。

香蕉粥

材料：香蕉 1 根，粳米 100 克。

做法：粳米淘洗干净，香蕉去皮切片。将粳米入锅，加适量水，大火煮沸后改小火熬煮到粳米熟烂后，加入香蕉，再略煮片刻，即可食用。

功效：香蕉性寒，能清热润肠，改善口苦症状。香蕉还能促进肠道蠕动，有助于通便排毒，比较适合胃火大、便秘的人食用。香蕉还可以减压，上班族可常食。

羊肚粥

材料：羊肚 200 克，粳米 100 克，川椒 2 个，豆豉适量。

做法：羊肚洗净，切小块；粳米淘洗干净；川椒洗净，切块。将准备好的材料都放到砂锅中，加适量水，大火煮沸，小火煮至快熟时，放入豆豉，煮熟即可食用。

功效：中医认为羊肚性温，味甘，能够补脾气，暖胃，改善脾胃气虚所致的虚劳羸瘦、不思饮食、盗汗、尿频等症。

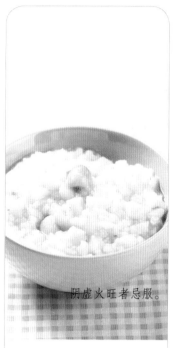

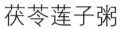

阴虚火旺者忌服。

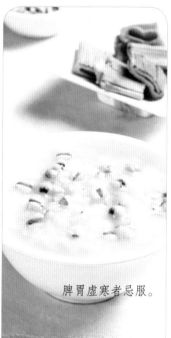

脾胃虚寒者忌服。

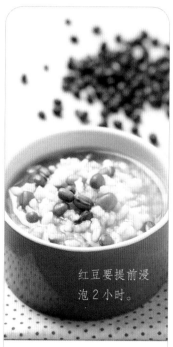

红豆要提前浸泡2小时。

茯苓莲子粥

材料：茯苓15克，莲子6个，粳米100克。

做法：茯苓研碎，莲子洗净，粳米淘净。莲子和粳米一起放入砂锅，加适量水，大火煮沸，小火熬到莲子和粳米熟烂，加入茯苓粉，再次煮沸即可。

功效：中医认为，茯苓药性平和，能健运脾气，改善脾气虚弱、运化无力所致的脘腹胀满、大便溏泻、食欲缺乏、肢倦乏力等症。

芦根薏米粥

材料：新鲜芦根60克，薏米、粳米各50克。

做法：粳米、薏米淘洗干净，煮粥；新鲜芦根洗净，切段。将芦根放入砂锅中，加适量水，大火煮沸，小火煎20分钟，取汁。等粳米、薏米快熟烂时，将药汁倒入，煮两沸即可食用。

功效：芦根是芦苇根茎，性寒，能清胃中实热，生津止渴。可用于治疗热病伤津导致的烦热口渴，改善体内有火导致的高热、口渴、胃热、呕吐等症。

红豆粥

材料：红豆20克，粳米50克，冰糖适量。

做法：将红豆放入砂锅，快要熟烂时将淘洗好的粳米放入，熬至豆熟米烂，加适量的冰糖调味即可食用。

功效：中医认为红豆具有利水养心的作用，适合体内有湿热的水肿患者食用，也适合心火旺盛的人。

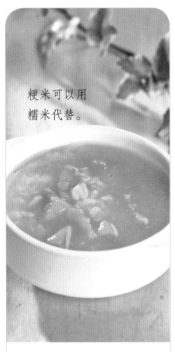

粳米可以用糯米代替。

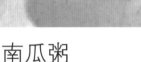

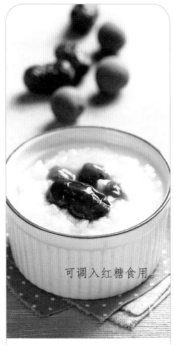

可调入红糖食用。

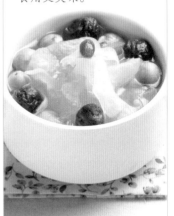

银耳炖烂熟再食用更美味。

南瓜粥

材料：南瓜 100 克，粳米 50 克。

做法：南瓜去皮，洗净，切小块；粳米淘净。将粳米和南瓜放入锅中，加水适量，大火煮沸，小火熬到熟烂即可食用。

功效：南瓜不仅能补中益气，还可促进肠胃蠕动，帮助食物消化。南瓜也比较适合胃溃疡患者食用，因为南瓜含果胶，能使胃黏膜免受粗糙食品的刺激，有利于胃溃疡愈合。

桂圆红枣粥

材料：桂圆 5 颗，红枣 5 枚，粳米 100 克。

做法：红枣洗净，去核；粳米淘洗干净；桂圆去壳。将准备好的材料放到电饭煲中煮粥，煮到粳米熟烂即可食用。

功效：桂圆肉入心、脾两经，能补益心脾，滋养气血，适合久病体虚或老年体衰者，可改善面色苍白或萎黄、倦怠乏力、心悸气短等症。

莲子桂圆银耳汤

材料：桂圆 5 颗，银耳半朵，莲子适量。

做法：桂圆取出果肉，洗净；银耳用水泡发，洗净，撕小朵；莲子洗净。将准备好的材料一同煮汤，煮熟即可食用。

功效：桂圆肉性温，有暖脾胃作用，适合脾胃虚寒者食用。桂圆含葡萄糖、蔗糖等多种营养素，适合劳身劳心者。

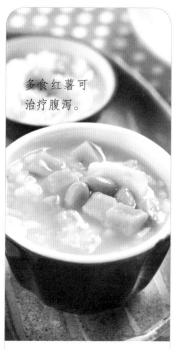

多食红薯可治疗腹泻。

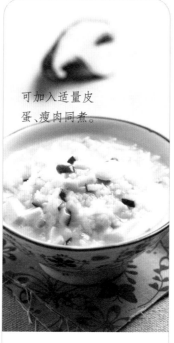

可加入适量皮蛋、瘦肉同煮。

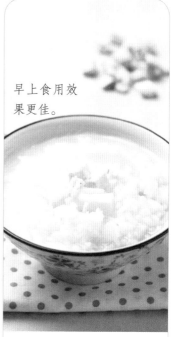

早上食用效果更佳。

红薯百合粥

材料：粳米 50 克，红薯半个，百合、青豆各适量。

做法：将红薯洗净后，去皮，切成薄片；青豆洗净，百合洗净，粳米淘洗干净。粳米加水，加入切成薄片的红薯、百合、青豆，慢慢煮至熟烂即可。

功效：脾胃气虚的人脸色不好，不妨吃点红薯。红薯能补脾胃，增强脾胃的气血化生作用，使肌肤得养，有助于改善脾胃气虚所致的"面子问题"。

香菇粳米粥

材料：粳米 100 克，鲜香菇、豆腐各 50 克，盐适量。

做法：先将香菇洗净，在开水中焯一下，捞起切片；豆腐切小块。粳米淘洗干净，放入砂锅，加适量水，将香菇、豆腐也放入，小火熬到粥熟烂，加适量的盐调味即可食用。

功效：益气补虚、健脾胃，也有一定的防癌、抗癌作用。

葱姜调味粥

材料：葱 3 根，姜 5 片，茯苓 20 克，粳米 100 克，盐适量。

做法：将上述各材料洗净；葱去叶，切小段；姜去皮，切碎。将所有材料放入锅中，加水煮粥，最后起锅时放盐调味。

功效：葱味辛，性微温，能助阳气，除脾胃中的寒气，增进食欲。另外，葱还含有微量元素硒，可降低胃液内的亚硝酸盐含量，对胃癌能起到一定的预防作用。

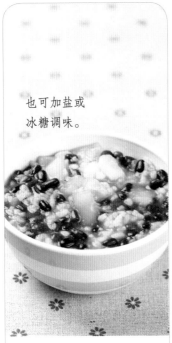

也可加盐或
冰糖调味。

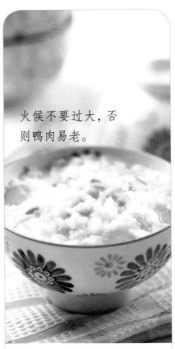

火候不要过大，否
则鸭肉易老。

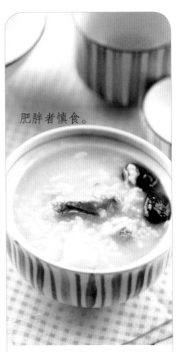

肥胖者慎食。

冬瓜红豆粥

材料：冬瓜 200 克，红豆 100 克，粳米 50 克，蜂蜜适量。

做法：冬瓜去皮洗净，切块；红豆洗净泡发，浸泡 6 小时；粳米洗净。锅中水烧开，放入红豆、粳米熬煮成粥，放入冬瓜煮熟。粥放温，加入适量蜂蜜调味即可。

功效：冬瓜具有益胃生津、利水消肿的功效，对慢性支气管炎、肠炎、肺炎等感染性疾病有一定的防治作用，适合肝胃郁热以及慢性胃炎患者食用。对于湿热，夹有水肿的，尤为合适。

胡萝卜鸭腿粥

材料：鸭腿 1 只，胡萝卜 200 克，粳米 100 克，姜丝、料酒、盐各适量。

做法：鸭腿洗干净，剔骨取肉，切成丝，然后用料酒、姜丝、盐码味。粳米加足量的水，煮成香滑的粥底。粥底加入胡萝卜块，煮 8 分钟至再次沸腾。加入码好味的鸭腿肉丝，煮 12~18 分钟。

功效：鸭肉具有滋阴养胃、清肺补血、利水消肿的功效。胡萝卜入粥，能提供丰富的维生素 A，增强人体免疫力。

红枣山药排骨粥

材料：粳米 150 克，排骨 200 克，山药 150 克，红枣 3 枚，葱段、姜片、料酒、盐各适量。

做法：排骨洗净剁小块，余水捞出，粳米洗净，山药去皮切滚刀块。锅中放入粳米、排骨、葱段、姜片、料酒和适量水煮 30 分钟。加入山药、红枣再煮 10 分钟，出锅前加入盐调味即可。

功效：本品有补脾养胃、生津益肺、补肾涩精等功效，适合脾气虚弱患者食用。

药膳

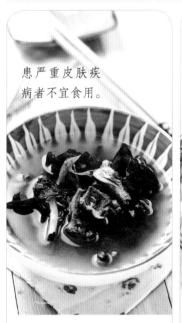

患严重皮肤疾病者不宜食用。

木耳灵芝乌鸡煲

材料：木耳、灵芝各60克，乌鸡1只，油、盐、料酒各适量。

做法：乌鸡用沸水略汆，剁块。灵芝洗净用布包，与木耳、鸡块一起入砂锅，加适量水，大火煮沸，再转小火炖至鸡肉熟烂，加盐、料酒及少许油搅拌均匀即可。

功效：此方可增强脾胃的运化能力，对脾胃不合、消化能力较弱者适用。

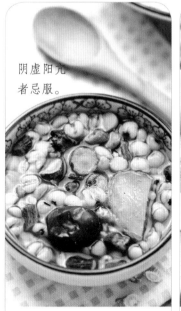

阴虚阳亢者忌服。

参芪薏米粥

材料：党参10克，薏米30克，黄芪20克，姜12克，红枣8枚。

做法：先将薏米、党参、黄芪、红枣、姜分别洗净。姜切片，红枣去核。将准备好的材料一起放到砂锅中，熬煮40分钟到粥熟即成。

功效：适合脾胃湿热引起的腹泻患者食用，坚持每天1次。

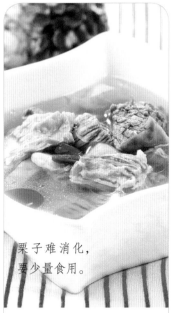

栗子难消化，要少量食用。

栗子炖羊肉

材料：羊肉100克，栗子30克，枸杞15克，盐、料酒、姜各适量。

做法：将羊肉洗净，切块；栗子去皮取肉，洗净；姜洗净，切片。锅内加适量水，放入羊肉块、姜片、料酒，大火烧开，小火煮至半熟时，再加入栗子和枸杞，继续煮20分钟，加盐调味即可。

功效：具有补肾壮阳、祛寒、温补气血、开胃健脾的功效。

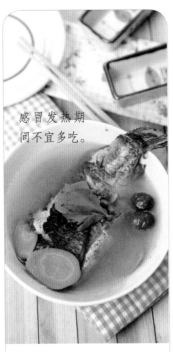

感冒发热期间不宜多吃。

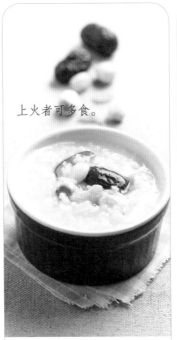

上火者可多食。

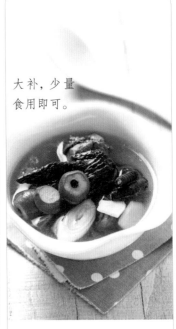

大补,少量食用即可。

红豆鲫鱼汤

材料:红豆 100 克,鲫鱼 1 条,胡萝卜、红枣、料酒、盐、芹菜叶各适量。

做法:将红豆清洗干净;鲫鱼处理干净;胡萝卜去皮,切片;红枣洗净。将准备好的材料都放入砂锅中,加适量水,大火煮沸后入料酒,改小火,煮至鲫鱼、红豆熟烂,加盐调味,点缀芹菜叶即可。

功效:红豆具有利水养心的作用,鲫鱼、红枣具有补气健脾功效。这款汤适合体内有湿热的水肿患者食用,也适合脾虚兼有湿热的人。

莲子红枣粥

材料:莲子 30 克,红枣 10 枚,粳米 100 克。

做法:先将莲子、红枣、粳米分别洗净,加适量水放锅中,同煮成粥食之。

功效:红枣能健脾益气,莲子能止泻,二者同用,对脾胃气虚所导致的腹泻疗效较好。

山楂炖乌鸡

材料:山楂 50 克,乌鸡 200 克,黄酒、油、盐、姜、葱各适量。

做法:山楂洗净,乌鸡洗净切块,放锅内,加水适量,大火炖煮 20 分钟,改小火炖 40 分钟至乌鸡熟烂,加黄酒、油、盐、姜、葱调味即可。

功效:山楂能破滞气,化食积,促进食欲,预防腹胀;乌鸡补脾养血,此方可促进脾胃的运化能力。

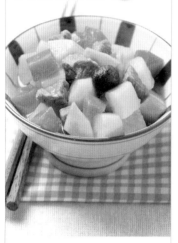

不宜多食，过量可引起中毒，出现神昏、瞳孔散大及惊厥。

肉豆蔻炖羊肉

材料：土豆 1 个，羊肉 200 克，胡萝卜 1 根，姜片、料酒、酱油、白糖、盐、葱段各适量，肉豆蔻 1 粒。

做法：羊肉洗净，切块，放到锅中，加葱段、姜片和水，倒料酒，中火煮至水开，撇掉浮沫，移到高压锅中煲 1 小时；土豆、胡萝卜去皮，洗净，切块，放入高压锅中，放肉豆蔻、酱油、白糖、盐、炖到熟烂，收浓汤汁即可。

功效：此方可温中涩肠、行气消食，对冷痢、脘腹胀痛、食少呕吐、宿食不消等也有效。

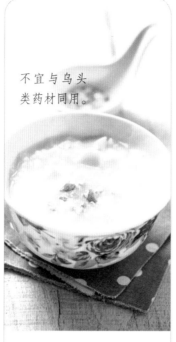

不宜与乌头类药材同用。

法半夏山药粥

材料：粳米 100 克，法半夏 6 克，山药适量。

做法：法半夏洗净，入砂锅，加适量水，大火煮沸后小火熬煮 30 分钟，取汁；山药研碎；粳米淘洗干净，熬粥，等粥熟时加入法半夏汁、山药碎，再次煮沸即可食用。

功效：法半夏有燥湿化痰的效果，主入脾胃兼入肺，善祛脾胃湿痰，粳米益气养胃，能改善痰湿内聚所导致的痞满、呕吐等症。

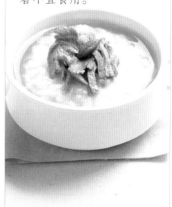

常大便溏薄者不宜食用。

肉苁蓉羊肉粥

材料：肉苁蓉 15 克，羊肉 100 克，粳米 50 克。

做法：将肉苁蓉洗净，放入砂锅中，加适量水，大火煮沸，小火煮 30 分钟。再将羊肉洗净，切条；粳米淘洗干净。将羊肉和粳米一同放入砂锅中，加适量水，大火煮沸，小火煮熟，倒入肉苁蓉药汁，再次煮沸即可食用。

功效：肉苁蓉配以羊肉的主要功效为补脾气，脾气足，气血就会足，女性朋友可常食，有利于改善月经不调的症状。

图书在版编目 (CIP) 数据

脾不虚女人不老 / 吴中朝主编 . -- 南京：江苏凤凰科学
科学技术出版社 , 2017.1（2017.4 重印）
（汉竹·健康爱家系列）
ISBN 978-7-5537-7296-7

Ⅰ . ①脾… Ⅱ . ①吴… Ⅲ . ①女性－健脾－基本知识
Ⅳ . ① R256.3

中国版本图书馆 CIP 数据核字 (2016) 第 238342 号

中国健康生活图书实力品牌

脾不虚女人不老

主　　　编	吴中朝	
编　　　著	汉　竹	
责 任 编 辑	刘玉锋　　张晓凤	
特 邀 编 辑	朱振妮　刘丽丽　李姣姣　段亚珍	
责 任 校 对	郝慧华	
责 任 监 制	曹叶平　方　晨	

出 版 发 行	凤凰出版传媒股份有限公司
	江苏凤凰科学技术出版社
出版社地址	南京市湖南路 1 号 A 楼，邮编：210009
出版社网址	http://www.pspress.cn
经　　　销	凤凰出版传媒股份有限公司
印　　　刷	北京博海升彩色印刷有限公司

开　　　本	720 mm×1 000 mm　1/16
印　　　张	14
字　　　数	100 000
版　　　次	2017 年 1 月第 1 版
印　　　次	2017 年 4 月第 2 次印刷

标 准 书 号	ISBN 978-7-5537-7296-7
定　　　价	39.80 元

图书如有印装质量问题，可向我社出版科调换。